Dr. med. Georg Weidinger

FREI *von* STRESS

durch die Heilung der Mitte

KNEIPP
VERLAG WIEN

Inhalt

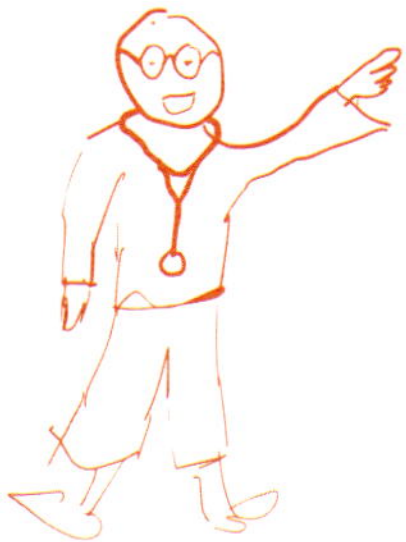

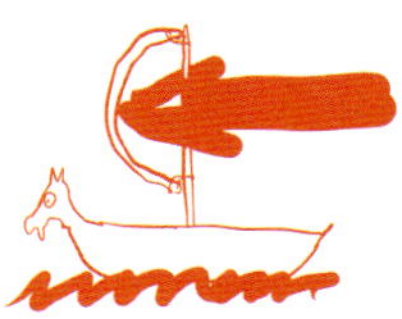

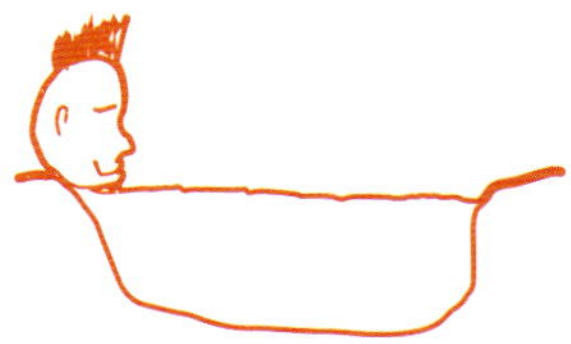

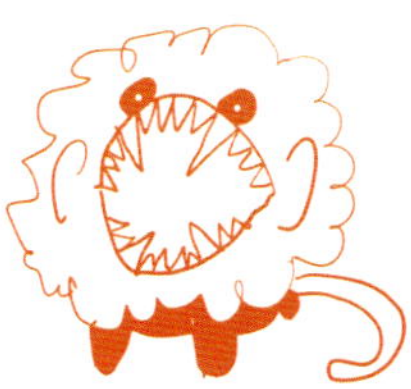

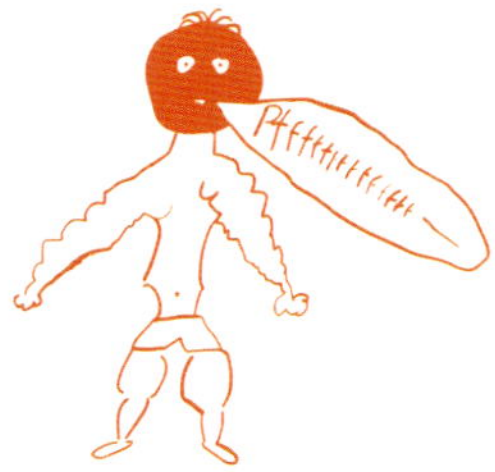

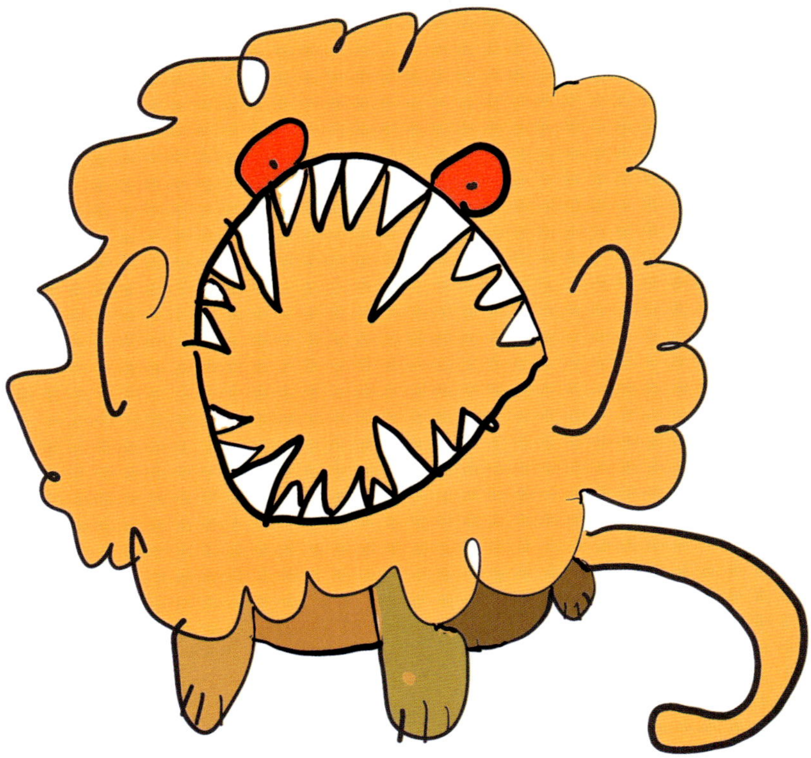

WARUM SIE DIESES BUCH BRAUCHEN

Der vietnamesische buddhistische Mönch Thich Nhat Hanh unternahm einmal eine Pilgerreise auf einen Berg. Sein Ziel war es, ganz langsam bis zum Gipfel zu gehen. Als Thich Nhat Hanh dann oben angelangt war, sah er, dass die anderen Pilger sofort wieder in ihren altgewohnten schnellen Gang fielen: Das Ziel der Langsamkeit war erreicht worden, und jetzt schnell wieder in die altgewohnten Bahnen! Doch nicht so Thich Nhat Hanh: Er beschloss in diesem Moment, für den Rest seines Lebens fortan langsam zu gehen.

Wenn Sie das auch schaffen, brauchen Sie dieses Buch nicht. Wenn nicht, dann hoffe ich, dass ich Ihnen ein paar Wege zeigen kann, wie Sie mit der zunehmenden Schnelligkeit unserer Zeit besser zurechtkommen können. Das Thema dieses Buches: Stress. Der Knackpunkt in unserer Gesellschaft: Zeit. Das Motto hier bei uns: Leistung. Leistung bedeutet Arbeit pro Zeit(einheit). So haben wir es in der Schule gelernt. Wer viel Arbeit pro Zeit schafft, ist „dabei". Leistung bedeutet auch, die Anforderung, die an einen gestellt wird, zu erfüllen. Das sind die modernen Parameter unserer Arbeitsgesellschaft, welche zum Beispiel bei einem Bewerbungsgespräch für eine Arbeitsstelle abgefragt werden.

Dabei legt man zunächst die Papiere vor, die dokumentieren, dass man in seinem Leben bereits viel Leistung erbracht hat, und dann wird man unter anderem noch befragt, ob man „stressresistent" sei. Man wird als Kandidat für eine Anstellung als positiv bewertet, wenn man „viel Stress aushält", wenn man „seine Leistung auch unter Zeitdruck erbringen kann", wenn man „bereit ist, viel und hart zu arbeiten". Es gibt dann natürlich noch andere Parameter wie „Teamfähigkeit" (wenn man seine Arbeit in wenig Zeit erbringt, kein Problem mit dem Zeitdruck hat und dann auch noch wunderbar lächelnd mit den Kollegen zusammenarbeitet), „Kreativität“ (wenn man großartige Ideen plötzlich und jederzeit aus dem Hut zaubern kann, das Ganze natürlich unter Zeitdruck, mit einem Lächeln und im Team) und „Anspruchslosigkeit“ (da solche Anforderungen natürlich von sehr vielen Menschen erfüllt werden können, die sich alle um diese eine Stelle bewerben, kann man nicht erwarten, dafür auch noch Unsummen bezahlt zu bekommen, mindestens 40 Wochenstunden und 20 Überstunden pro Woche inklusive ...). Und das ist nun mal unsere Arbeitswelt.

Weil wir glauben, dass das normal ist und man dadurch auch die höchste soziale Anerkennung bekommt, machen wir das Spiel mit – man will ja dazugehören –, und so zwacken wir die Zeit, die wir eigentlich für die Regeneration von Körper und Geist bräuchten, von unserem Privatleben ab. Die Zeit, die dann noch als „Frei-Zeit“ bleibt, muss doppelt und dreifach genutzt werden, und so hält die Leistung, also Arbeit pro Zeiteinheit, auch in unsere Bewegungseinheiten (Vollgas-Sport im Fitnessstudio oder beim Laufen), unsere Nahrungsaufnahme (am besten gleich unterwegs essen, um keine Zeit dafür zu „verschwenden“), unsere Kinderbetreuung (am besten delegiert an andere Personen oder Institutionen, mit vollem Programm, um auch die Leistungserbringung der Kinder bereits im Kindergartenalter zu optimieren), unsere Paar-Intimität (das geht sich nun wirklich nicht regelmäßig aus ...) oder unseren Schlaf (am besten „effektiv“: kurz und tief und das geht dann wohl nur mit medikamentöser Unterstützung ...) Einzug. Ich formuliere es natürlich etwas überspitzt, aber nur deshalb, um Ihnen Dinge klarzumachen, die bereits als vollkommen selbstverständlich gelten. Für den „Dschungel da draußen“ wird dann gern Darwins Gesetz „Survival of the fittest“ (es überlebt der Kräftigste) zitiert, oder „Fressen und gefressen werden“, um zu suggerieren, dass es heute eben so sei: Wenn du nicht mitmachst, wirst du gefressen. Punkt.

Tatsache ist, dass wir nie genug Zeit haben. Es gibt so viele großartige Erfindungen in unserer modernen Gesellschaft, die uns Tätigkeiten des Alltags wie Geschirrspülen, Wäschewaschen, Kochen, Ofeneinheizen oder Zu-Fuß-Gehen abnehmen, doch die ersparte Zeit ist schon längst verplant und vergeben. Wenn man dann plötzlich und unerwartet viel mehr Zeit hat als sonst, wie zum Beispiel während der Corona-Pandemie, weiß man nichts mit der Zeit anzufangen und füllt sie mit Sorgen, Ängsten, Grübeln und bewusstseinstrübenden Substanzen (wie Alkohol, Nikotin, Drogen, Medikamenten). Ständig rennt uns die Zeit davon. So viel wäre noch zu erledigen, nachzuarbeiten, nachzuspüren, aber es geht sich einfach nicht aus ...

Viele von uns rennen so jahrelang auf dem Weg des Lebens dahin, ohne je die Zeit zu finden, um zu hinterfragen, ob dieser Weg überhaupt der richtige ist. „Hätte ich vielleicht doch vor drei Jahren die Abzweigung nehmen sollen?" Doch man hat keine Zeit für solche Überlegungen. Manchmal wird einem erst bewusst, wie schnell die Zeit dahinrast und man selbst mit ihr mit, wenn man sein Gesicht in Ruhe im Spiegel betrachtet oder aktuelle Fotos mit alten vergleicht. „Wo ist die Zeit nur hin?", bleibt dann als rhetorische Frage im Raum stehen.

Als Arzt möchte ich Sie nun fragen: Glauben Sie, dass das ein gesundes Leben ist? Glauben Sie, dass Sie Ihre Augen am Ende Ihres Lebens mit einem Lächeln zum letzten Mal schließen können, wenn Sie auf Ihr Leben zurückblicken? Ich wünsche es Ihnen und mir.

Irgendjemand muss die Reißleine ziehen! Meist ist es der Körper. Da gibt es die große Gruppe der Stresskrankheiten und viele Krankheiten aus dieser Gruppe sind in ihrer Häufigkeit eine moderne Erfindung unserer Gesellschaft. Sie erfreuen sich zunehmender Beliebtheit, so wie die Autoimmunerkrankungen, die Allergien, natürlich auch die Klassiker wie Herzinfarkt, Schlaganfall und Krebserkrankungen als Notbremse. Warum sie so häufig sind? Weil sich der Körper oft nicht anders zu helfen weiß.

Der Körper meint es eigentlich fast immer gut mit uns. Er schickt uns eine Störung – ein paar Symptome –, um uns zu sagen: „Du, entschuldige, so wie du lebst, wie du gerade mit Vollgas unterwegs bist, halte ich das nicht lang aus. Ich mache dich müde, damit du dich endlich einmal ausschläfst." Hinter der Müdigkeit, die eigentlich ein Geschenk des Körpers war, steckt dann westlich medizinisch zum Beispiel der Morbus Hashimoto, eine Schilddrüsenerkrankung. Das Wunderbare an Hashimoto ist: Man schluckt eine Tablette, ein Schilddrüsenhormon, und die Müdigkeit verschwindet. Herrlich! Das heißt nicht, dass die Erkrankung weg ist, das ist sie nicht, und es heißt vor allem nicht, dass man die Botschaft des Körpers verstanden hat, das hat man nicht. Der Körper denkt sich dann: „Gut, das hat einmal nicht geklappt, na, dann mache ich eine andere Erkrankung. Vielleicht versteht das große Gehirn da oben dann, was ich brauche."

So geht es weiter und weiter, bis sich der Körper gehört fühlt oder bis er kaputt ist. Diese Sichtweise stammt aus der Traditionellen Chinesischen Medizin (TCM). Sie ist logisch und übersetzt in einfachen Worten, was der Körper benötigt. Leider verstehen wir modernen Menschen die Sprache des Körpers nicht mehr. So brauchen wir Übersetzer, die uns klarmachen, was zu tun ist, damit unser Körper wieder in seine Mitte kommt. Denken Sie an Ihr Gleichgewicht: Wenn Sie ganz schief dastehen, und das auf einem Bein, genügt schon ein Windstoß, um Sie zum Umfallen zu bringen. In der Mitte zu sein bedeutet, stabil, auf zwei kräftigen Beinen, mit einem guten Körpergefühl, einem ruhigen, klaren Geist und ohne Schmerzen oder Beschwerden im Leben zu stehen. Dort wollen wir hin. Es gibt auch Übersetzer aus anderen Traditionen wie zum Beispiel unsere „normalen" westlichen Ärzte, Yoga- oder Meditationslehrer, Priester oder gute Freunde. Sie alle können helfen, weiteren Schaden an unserem Körper und damit an unserem Geist zu verhindern.

Wir werden uns in diesem Buch verschiedene Übersetzungen der Körpersymptome ansehen, aus unserer westlichen sowie aus einer chinesischen oder indischen Tradition. Wichtig ist, dass Sie verstehen, warum Ihr Körper gestresst ist! Und dann müssen Sie den nächsten Schritt tun, nämlich etwas in Ihrem Leben ändern. Diese Änderungen kann Ihnen keiner abnehmen. Aber vielleicht geht es Ihnen wie vielen meiner Patienten und Patientinnen, die dann sagen: „Natürlich mache ich das. Ich wusste ja nicht, dass es (nur) an dem liegt. Warum hat mir das bisher niemand gesagt?" Zum Beispiel kann eine bestimmte Nahrung den Körper so stressen, dass er Magen- oder Darmprobleme bekommt. Denn ein durch unser gestresstes Leben belasteter Körper hält einfach nicht viel aus, vor allem wenn man die Zeichen des Körpers, sich zum Beispiel auszuruhen (siehe Hashimoto), jahrelang ignoriert. Ich frage dann eine Patientin, während ich ihren Puls fühle: „Spüren Sie nicht, wie erschöpft Sie sind? Hören Sie den Ruf Ihres Körpers nicht?", und sie wird zum Beispiel antworten: „Nein, ich kenne es doch nicht anders. Ich war immer schon so erschöpft. Ich habe geglaubt, das ist normal. Und nein, ich höre den Ruf nicht ..."

Dort werden wir ansetzen. Ich hoffe, ich kann diese Reise für Sie mit vielen Zeichnungen sowie lockerer und klarer Sprache humorvoll gestalten. Es gibt doch nichts Schöneres, als gesund und glücklich zu werden. Wenn Sie bereit sind, sich da ein bisschen etwas von mir sagen zu lassen, zumindest für den Versuch von drei bis vier Wochen Lebensänderung und -bereicherung, dann kann ich Ihnen ein paar neue Perspektiven eröffnen.

Ich bin Notarzt und Allgemeinmediziner und den Hauptteil meiner medizinischen Tätigkeit nimmt mittlerweile meine Praxis für komische Krankheiten ein. Diese führe ich zusammen mit meiner Frau Sandra in einem kleinen Ort am Lande im österreichischen Burgenland. „Komische Krankheiten" sind all jene, die in kein anderes Schema passen, und so landen „Besitzer" solch einer Krankheit bei mir und dann beginne ich meine „Übersetzungen des Körpers". Dabei nutze ich die westliche Medizin ebenso wie die TCM und Yoga sowie alles, was mir sonst noch als hilfreich für meine Patienten und Patientinnen erscheint. Lachen ist ein wichtiger Bestandteil meiner Arbeit, vor allem aus Freude, am Leben zu sein. Wenn jemand dann lächelnd unsere Praxis verlässt, ist einmal der erste Schritt in die richtige Richtung getan.

Entzündungen

Anspannung

Aggression

Zucker Wut

Fleisch

Herzinfarkt

wenig

Bewegung

Stress

*„Umwege
erhöhen
die Ortskenntnis."*

CHINESISCHE WEISHEIT

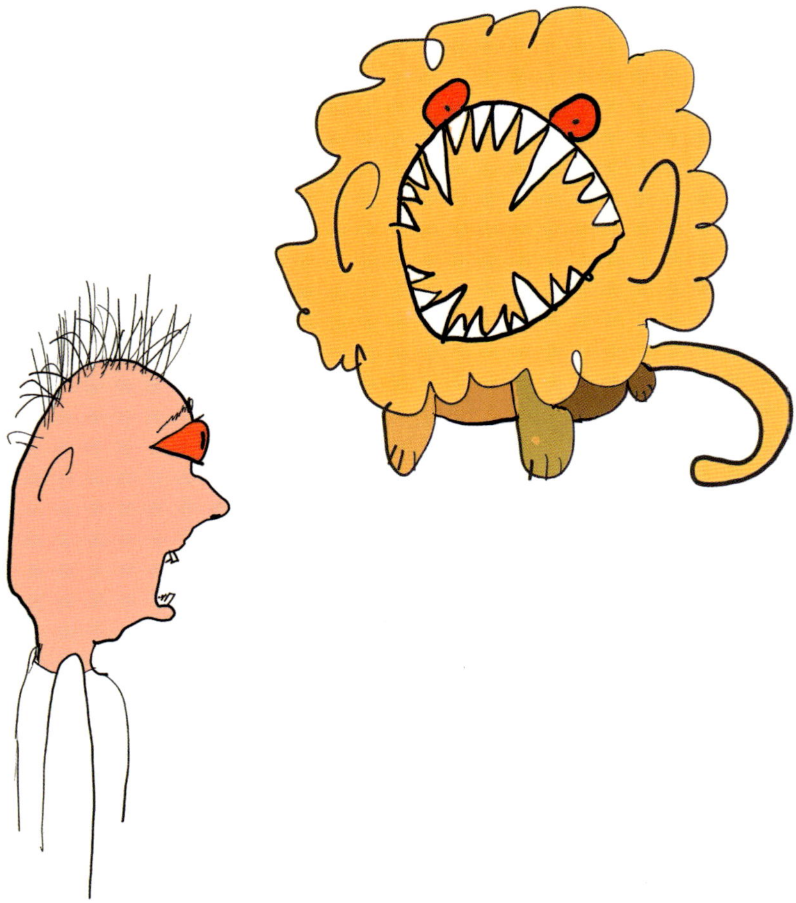

WAS STRESS MIT UNS ANSTELLT

Im Jahr 1936 erschien in der englischen Fachzeitschrift *Nature* ein halbseitiger Bericht unter dem Titel „A Syndrome produced by Diverse Nocuous Agents“ (auf Deutsch: „Ein Syndrom, welches durch verschiedene schädliche Auslöser hervorgerufen wird“). Autor dieses Artikels war der ursprünglich aus Wien stammende **Hans Selye** von der McGill-Universität in Montreal/Kanada. Im Artikel beschrieb er, dass es weitreichende körperliche Veränderungen bei Ratten gibt, wenn diese verschiedenen spezifischen und unspezifischen Reizen (wie Kälte, erzwungene körperliche Aktivität, verschiedene Gifte und Hormone etc.) ausgesetzt werden. Ursprünglich wurden diese körperlichen Veränderungen noch als „generelle Alarmreaktion“ und in weiterer Folge als „generelle Anpassungsreaktion“ beschrieben, doch Hans Selye entlehnte dafür einen Begriff aus der Materialkunde in der Physik, nämlich **Stress**. Viel später würde er das als seine größte Errungenschaft bezeichnen: Er habe der Welt mit der Bezeichnung „Stress“ in allen Sprachen einen neuen Begriff geschenkt.

In der Werkstoffkunde bezeichnet Stress die Effekte auf ein Material, die durch äußere Kräfte oder Temperaturen ausgelöst werden. So hat ein Metallstab Stress, wenn man ihn Kälte aussetzt und durch Druck verbiegt.

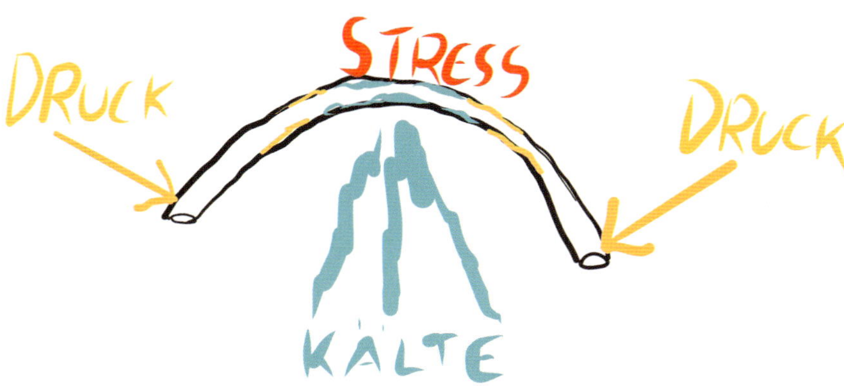

Der Metallstab hat Kräfte in sich, die dem Druck standhalten können. Er passt sich an die Situation an – das nennt man **Anpassungsreaktion**. Wenn das Material aber zusätzlich durch Kälte gestresst wird, hält es den Druck viel schlechter aus, und ab einem gewissen Stresspegel wird das Metall brechen. Ein wichtiger Faktor, der bestimmt, wann der Stab bricht, ist **Zeit**. Eine gewisse Zeit hält das Material stand. Doch irgendwann **ermüdet** es und zerbricht an der Belastung – das nennt man **Materialermüdung**.

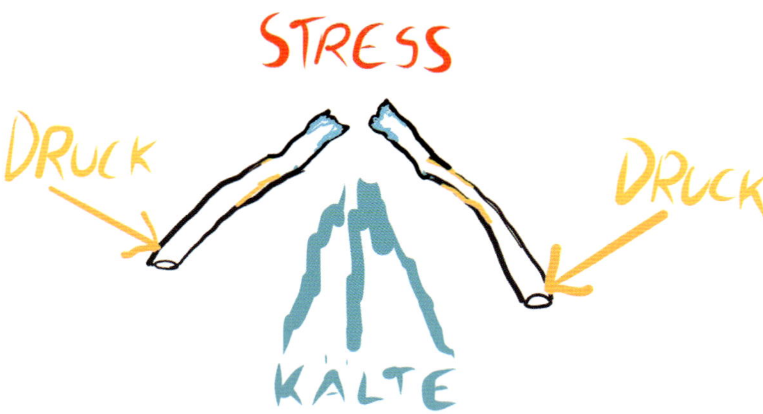

Bei Menschen und Tieren läuft die Stressreaktion in zwei Phasen ab, nämlich als Alarmreaktion und dann als Anpassungsreaktion. Steht man etwa plötzlich vor einem Löwen, wird der gesamte Körper alarmiert – das nennt man **Alarmreaktion**.

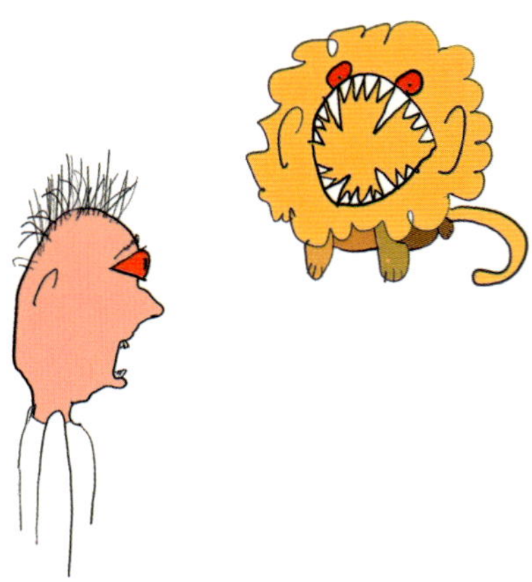

Bei der Alarmreaktion geschieht mit einem Mal unglaublich viel im Körper. Alles wird darauf abgestimmt, was in den nächsten Momenten passieren kann. Wichtig ist nun, sehr schnell reagieren zu können. Die Sinnesorgane, wie etwa die Augen und die Ohren, werden wesentlich stärker durchblutet. Das Gehirn verarbeitet deutlich mehr Bilder pro Sekunde, welche über die Augen wahrgenommen werden, sodass die Zeit scheinbar langsamer vergeht. Durch einen Teil des Gehirns, den Hypothalamus, werden starke Impulse Richtung Hypophyse – zur Hirnanhangsdrüse – geschickt. Diese Impulse sollen schnell auf das autonome Nervensystem, also auf den Sympathikus und auf den Parasympathikus, wirken. Die Aufgabe des Sympathikus, des „Aktivierers im Körper", ist es, den gesamten Körper schnellstmöglich in Alarmbereitschaft zu versetzen. Wenn der Sympathikus aktiviert wird, rast das Herz und pumpt das Blut deutlich schneller durch das Gefäßsystem und durch das Gehirn, damit man schneller denken kann. Gleichzeitig beschleunigt sich die Atmung deutlich, damit der Körper für seine erhöhte Leistung mehr Sauerstoff zur Verfügung hat.

Der Parasympathikus, der „Verdauer und Verlangsamer des Körpers", ist hingegen damit beschäftigt, alles in diesem Moment Unnötige wie den Magen-Darm-Trakt herunterzufahren und abzuschalten – wenn man vor dem Löwen steht, muss man ja nicht verdauen können. Andererseits wirkt der Hypothalamus über die Hypophyse, die Hirnanhangsdrüse, und lässt dort verschiedenste Hormone freisetzen, welche über den Blutfluss, der Gott sei Dank in diesem Moment sehr schnell dahinrast, zu den ausführenden Hormondrüsen schwimmen. So gelangt zum Beispiel das **ACTH** (Adrenocorticotropes Hormon) vom Hypophysenvorderlappen zur Nebennierenrinde und setzt dort vor allem **Cortisol**, das körpereigene Cortison, frei. Dieses bewirkt, zusammen mit den Stresshormonen des Sympathikus – **Adrenalin** und Noradrenalin, welche aus dem Nebennierenmark ausgeschüttet werden –, dass die Bauchspeicheldrüse einerseits vermehrt Insulin ausschüttet, damit jede Zelle, vor allem jede Gehirnzelle, mehr Zucker und damit mehr Nahrung erhält. Andererseits schüttet die Bauchspeicheldrüse durch das Cortisol auch mehr Glukagon aus, um mehr Zucker im Blut freizusetzen, damit auch ja genügend Zucker vorhanden ist für jede Zelle im Körper, die es in dieser Stresssituation gerade braucht.

Cortisol wirkt sehr stark in unserem Körper, oft auch gemeinsam mit anderen Hormonen oder Systemen. So unterdrückt es das Immunsystem, da man sich ja nicht um seinen Schnupfen sorgen muss, wenn man vor einem Löwen steht. Es mobilisiert die eisernen Reserven aus den Knochen, denn man braucht auch nicht darüber nachzudenken, was in zehn Jahren ist, wenn man jetzt vor einem Löwen steht. Zusammen mit Adrenalin und dem Sympathikus erhöht es den Blutdruck, dichtet die Blutgefäße ab, erhöht die Aggression, unterdrückt die Feinfühligkeit und dämpft die Schmerzempfindung: So kann der Mensch zum Beispiel im nächsten Moment angreifen und hat dabei seine volle Kraft zur Verfügung. Er zweifelt nicht an seiner Handlung, fühlt sich vielleicht sogar unverletzlich und unverwüstlich. Wenn er schwer verletzt wird, spürt er kaum Schmerzen und auch die Blutung wird in diesem Adrenalin-Cortisol-Bad bei abgedichteten Gefäßen gering ausfallen.

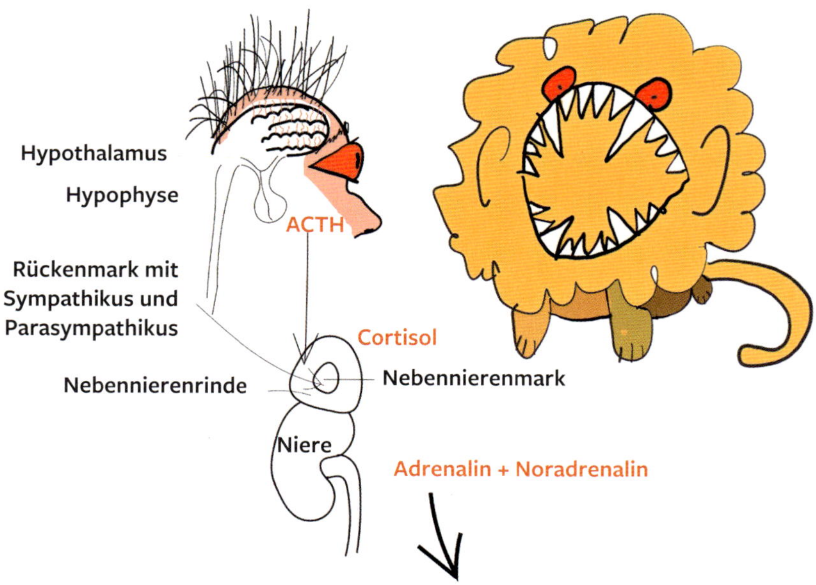

Stress-Effekte auf den Darm, den Magen, das Immunsystem, die Blutgefäße, das Herz, die Lungen, die Bauchspeicheldrüse, das Fettgewebe, das Gehirn …

Es geht im Körper wirklich ab! Und dabei hat unser in Alarmbereitschaft versetzter Mensch noch keinen Schritt getan oder eine Hand zum Angriff erhoben ...

All diese körperlichen Veränderungen in dieser Situation sind von der Evolution genial koordiniert und perfekt durchdacht. Es geht in diesem Moment um das blanke Überleben, um nichts anderes. Die Reaktion auf das Erblicken des Löwen ist nun **Fight or flight, Flucht oder Kampf**! Auf beides ist der Körper vorbereitet. Beides hat den Sinn, die akute Alarmreaktion so schnell wie möglich zu beenden. Die Betonung liegt auf „so schnell wie möglich". Wenn man beispielsweise schnell davonläuft, auf einen Baum klettert oder sich schnell in einem Gebäude in Sicherheit bringt, ist die Gefahr gebannt und der Körper kann wieder „herunterfahren". Meist merkt man erst, wenn man der Gefahr entronnen ist, wie unendlich anstrengend das gerade war! Der Körper zwingt einen dann durch Müdigkeit und Erschöpfung zu Ruhe und Regeneration. Wenn man sich dem Kampf mit dem Löwen gestellt hat und hoffentlich siegreich aus diesem hervorgegangen ist (oder vielleicht die Aggressionsgebärden und das Aufplustern so erschreckend für den Löwen waren, dass man ihn in die Flucht geschlagen hat ...), braucht man die Regeneration, die Ruhe und die Verringerung der Stresshormone doppelt und dreifach, um wieder eine gute Wundheilung zu ermöglichen, um wieder zu verdauen und damit sich der Körper mit neuer Kraft und Energie versorgen kann.

Das Entscheidende bei der Alarmreaktion, wie ich sie gerade beschrieben habe, ist die **kurze Zeit**, die sie dauert. Als Beispiel: Sie fahren mit einem alten Auto und wollen bergauf einen LKW überholen. Also schalten Sie auf einen niedrigeren Gang zurück und geben Vollgas. Der hochtourige Motor heult auf und schafft es, den LKW leicht und sicher zu überholen. Wenn Sie dieses Manöver hingegen längere Zeit wiederholen, würde der Motor wohl überhitzen und Schaden nehmen. Genauso ist es bei unserem Körper. Kurzfristig hochtourig zu leben ist kein Problem, aber über längere Zeit ist es das sehr wohl. Da bleiben dann all die Veränderungen, die Adrenalin, Cortisol & Co. im Körper verursacht haben, bestehen. Diese sind unter anderem: dauerhaft hoher Blutdruck, hoher Blutzuckerspiegel, Abbau der Reserven in Knochen und Muskulatur, Unterdrücken des Immunsystems, der Wundheilung sowie der Funktion von Magen- und Darmtrakt, ständige Veränderung der Gefäße, vermehrte psychische Angespanntheit und Aggression mit der Folge, dass man nicht mehr gut schlafen kann (wenn Sie vor dem Löwen stehen, sollten Sie ja nicht einschlafen – dort waren dieselben Veränderungen hingegen sinnvoll) und durch die dauerhaft erhöhte Alarmbereitschaft im Körper mit diversen Hormonverschiebungen vermehrte Entzündungsneigung von Magen, Darm und Gelenken.

Wie Sie wissen, gibt es genügend Menschen, die sagen, dass sie den Stress brauchen, dass er wichtig für sie sei, damit sie etwas in ihrem Leben weiterbringen. Stress heißt vor allem **Anpassungsreaktion**: Ein Material oder ein Mensch passt sich an geänderte Umweltbedingungen oder schädigende Einflüsse an. Dabei geht es um die Summe der einwirkenden Faktoren, nicht nur um den einzelnen Einfluss! Das, was wirkt, kann ganz verschieden sein, physikalisch, chemisch, infektiös, emotional, egal. Unterm Strich bestimmen die Summe der einwirkenden Kräfte und die Reaktion auf diese, ob die Anpassung gelingt.

Denken Sie an den Metallstab. Gutes Metall geht mit der Belastung mit und passt sich an, ohne Schaden zu nehmen. Ein gewisses Maß an Stress ist für jeden Körper wichtig, um die Fähigkeit, sich an geänderte Lebensbedingungen anzupassen, ständig zu trainieren und nicht zu verlieren. Stress muss also kein Löwe, sondern kann auch ein grippaler Infekt sein. So hat man zum Beispiel in der Zeit der Corona-Pandemie in einer Studie festgestellt, dass jemand, der regelmäßig einfache grippale Infekte hat, zumeist einen sehr leichten Verlauf von Covid-19 durchmacht. Das ständige Training des Immunsystems mit einfachen Viren ist wichtig, um schwerere Infekte leichter abwehren zu können.

Ein weiteres Beispiel ist die **Akupunktur**. Bei der Akupunktur werden Nadeln in die Haut gestochen und dadurch kleine Wunden verursacht. Diese kleinen Wunden setzen den Körper unter Stress, denn sie zwingen ihn, die Wunden zu heilen. Gott sei Dank sind die Wunden bei der Akupunktur nicht sehr groß, sodass der Körper sich normalerweise nicht schwertut, sie zu heilen. Dadurch erhält er jedoch die Kompetenz, auch anderes im Körper zu heilen, wie zum Beispiel eine entzündliche Erkrankung.

Dieses bewusste „Wunden-Setzen“ kennen wir auch aus dem Obstbau. Beim **Baumschnitt** werden an den richtigen Stellen Äste abgeschnitten. Wenn der Baumschneider weiß, was er tut und es richtig macht, wird der Baum danach deutlich besser wachsen und antreiben. Die Wundheilung der Verletzungsstelle aktiviert dabei das Gesamtwachstum des Baumes.

Ein weiteres Beispiel ist der Besuch in der finnischen **Sauna**, bei dem der Körper durch Hitze bis zu etwa 110 °C in Stress versetzt wird. Im Körper laufen verschiedenste Stressreaktionen ab, die man im Blut nachweisen kann. Das Wichtigste am Saunieren ist das Entspannen danach oder zwischen den Saunadurchgängen. Dann fährt der Körper nämlich alles wieder herunter und man erlebt ein wunderbares Entspannungsgefühl. Die Sauna wie jede Form der **Hitzetherapie** (Infrarotkabine, Dampfsauna, Hyperthermie) ist ein sehr effektives Training für das Immunsystem, nicht nur um Infekte besser abzuwehren, sondern auch im Sinne der Krebsprophylaxe und -therapie.

Ein weiteres Beispiel ist die **Kältetherapie (Kryotherapie)**. Während dieser sitzt man wenige Minuten bei minus 110 °C in der Kältekammer, wodurch sich Gelenksschmerzen und -entzündungen sehr effektiv behandeln lassen. Die Kälte zwingt den Körper zu einer Anpassung, welche ihn sehr stark aktiviert, und im Rahmen dieser Aktivierung werden auch andere Probleme im Körper beseitigt. So muss sich der Körper als Reaktion auf die Kälte stark erwärmen, „durchbluten", und dadurch können vorbestehende Entzündungen abgebaut werden. Andere Formen von Kältetherapie sind das „Kneippen", also das Waten in kaltem Wasser, oder das Schwimmen in eiskalten Gewässern.

Wichtig bei jeder Form des bewussten Sich-selbst-Stressens ist es, nicht „über den eigenen Punkt zu gehen". Wenn ich zum Beispiel nach 17 Uhr weiter an einem Buch schreibe, merke ich, dass ich danach nicht gut schlafe. Mein „Denk-Arbeitstag" muss um 17 Uhr enden, dann geht es mir gut. Und so werden Sie genauso wissen, ab wann Sie über Ihren Punkt gehen: Wenn Sie vielleicht einmal zu spät oder zu schnell essen und dann unter Sodbrennen leiden, eine Vormittagspause auslassen und dadurch vermehrt hektische Gedanken haben oder wenn Sie einmal einen Auftrag nicht ablehnen und dafür viele schlaflose Nächte haben. Sie kennen diesen Punkt. Wenn nicht Sie, wer sonst?

Die Regeneration nach jedwedem Stress soll dazu führen, dass man sich erfrischt, gesund und entspannt fühlt, nicht erschöpft und niedergeschlagen – dann war es zu viel. Das gilt zum Beispiel und vor allem auch für den **Leistungs- und Spit-**

zensport. Da ich bereits sehr viele Profisportler betreut habe, weiß ich um die Erschöpfung so manch eines athletischen Körpers, was man ihm so nie ansehen würde. Wenn man kontinuierlich über seinen eigenen Punkt geht, regeneriert sich der Körper nicht vollständig und knabbert ständig seine wertvollen Reserven an. Als Effekt treten vermehrt Verletzungen (schlechtere Wundheilung durch erhöhten Cortisol- und Adrenalin-Spiegel) und Erkrankungen auf (geschwächtes Immunsystem, vor allem durch das vermehrte Cortisol).

Jede Anpassungsreaktion, die zu lang dauert, schädigt den Körper. Dabei definiert der jeweilige Körper die Länge, die zumutbar ist. Denken Sie zum Beispiel an die Empfehlung, beim Joggen nur so schnell zu laufen, dass man sich gut mit einem Mitläufer unterhalten kann. Dann bekommt der Körper noch gut Luft und Sie rutschen nicht in den anaeroben Bereich, der Ihnen für den Trainingseffekt nichts bringt und bei dem Sie sich nur Muskelschmerzen einhandeln. (Im anaeroben Bereich kommt der Körper bei der Sauerstoffversorgung seiner Muskeln nicht mehr nach und muss daher Stress machen, um noch mehr Energie für die notwendige Mehrleistung zur Verfügung zu stellen. Aber das macht sauer.)

In diesem Zusammenhang kommen die Begriffe **Eustress** und **Disstress** ins Spiel. **Eustress** ist der Stress, den man als positiv erlebt und als angenehm empfindet. **Disstress** ist jener Stress, den man als unangenehm empfindet.

Wie bereits im Vorwort erwähnt, entsteht der meiste Stress bei uns durch die moderne **Leistungserbringung**. Dabei ist der ständige **Zeitdruck** das Hauptproblem. Viele Menschen berichten mir, dass sie ihre Arbeit eigentlich gern verrichten, aber es wird einfach immer mehr und alles zusammen ist einfach zu viel. Manche reduzieren dann ihre Gesamtstundenanzahl in der Firma, doch wenn für diese Stunden kein neuer Mitarbeiter zur Verfügung steht, müssen sie die Arbeit, die sie zuvor in 40 Stunden erledigt haben, nun oft in 30 Stunden erledigen, und das bei geringerem Gehalt. Oft kommt es durch die Arbeitgeber zu dieser Stundenreduktion, um – so denken sie vermutlich – den Fortbestand der Firma zu ermöglichen. Dann ist es doppelt so bitter, denn für die gleiche Arbeit stehen weniger Stunden zur Verfügung. **Disstress** ist es, wenn man seine Arbeit nicht gern verrichtet oder wenn man eine Tätigkeit erfüllen muss, die den eigenen Anlagen und Vorstellungen nicht entspricht. So kann ich Ihnen von einer Patientin berichten, die sich in ihrer Tätigkeit ständig überfordert fühlt, dadurch sehr verspannt ist, unter Schmerzsymptomen leidet und dann auch noch ständig verkühlt ist. Der für sie positive Effekt ist, dass sie dadurch in regelmäßigen, kürzeren Abständen in Krankenstand gehen kann, was dann aber die Kollegen und auch den Chef ärgert. Das Ganze geht so weit, dass nur mehr über Gewerkschaft, Arbeitsgericht und oberste Vorgesetzte gestritten wird. Da sind dann so viele Stressfaktoren im Spiel, dass es schon gar nicht mehr um die Arbeit geht. Das kann einfach nicht gesund sein, oder?

Der große Vorteil von **Disstress** ist, dass man danach trachten wird, ihn zu reduzieren, weil man ihn ja nicht mag! Raucher machen dann Rauchpausen, womit man dem Stress für kurze Zeit entgeht (was wegen der schädlichen Zigarette natürlich nicht zu empfehlen ist). Disstress lässt uns überpünktlich nach Hause gehen, bewusst Entspannung außerhalb der Arbeit suchen und verhindert, dass wir uns (nur) über die Arbeit definieren.

Der Vorteil von **Eustress** ist, dass man ihn als angenehm erlebt, ihn sogar braucht und täglich sucht. Genau das ist aber auch sein großer Nachteil: Jemand, der seinen Stresspegel sowie seine tägliche Arbeitsbelastung nicht als belastend, sondern im Gegenteil als angenehm und erfüllend empfindet, der sich sogar über die Arbeit definiert und der in die Leere fällt, wenn er sich nicht ständig fordert und an seine Grenzen gelangt, spürt nicht, wie sehr er ständig über seinen Punkt geht.

Egal ob Eustress oder Disstress, beides ist Stress, Belastung und Anspannung für den Körper. Beides führt zur Erhöhung von Stresshormonen und all den Veränderungen, die wir bei der Alarmreaktion beschrieben haben. Wenn das immer wieder nur kurzfristig vorkommt, stellt es kein Problem dar. Dann ist es Lebenstraining. Doch hält der Stresspegel länger an, werden die Veränderungen im Körper diesen schädigen. Aus meiner Erfahrung ist der Eustress viel gefährlicher als der Disstress, weil man seine eigenen Grenzen nicht erkennt und diese sogar willentlich ständig überschreitet. Man braucht ihn ja, den Stresspegel, man definiert sich ja über ihn.

Der gefährlichste Stress ist also der Eustress. In diesem Wort stecken die Begriffe Euphorie und Stress. Der ganze Körper ist belastet und das wird auch noch positiv bewertet, wofür die Freisetzung von Serotonin und verschiedenen Endorphinen – Opiat-artige Substanzen im Gehirn – verantwortlich gemacht wird. Dabei geht uns dieser ständige Stress **an die Nieren**, chinesisch würde man sagen an die Nieren-Substanz, das Yin.

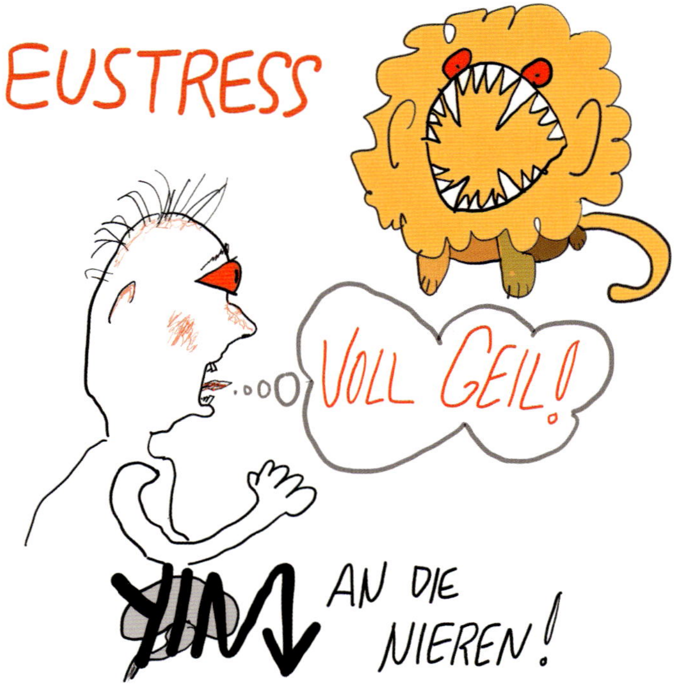

Dann gibt es noch Menschen, welche diesen Hormoncocktail bewusst provozieren möchten, die sogenannten Adrenalinjunkies, also zum Beispiel Basejumper, die mit Fallschirmen von hohen Gebäuden springen.

Nun, wenn schon Stress, dann als sinnvolles Training für den Körper, nicht zu lange, aber ohne über den eigenen Punkt zu gehen, dafür jedoch mit ausreichend Regeneration danach. Ideal ist es natürlich, wenn man den Stress, dem man sich täglich aussetzt, als angenehm empfindet, aber sich gleichzeitig bewusst ist, was Stress im Körper anrichtet – ganz egal, ob es sich um Eustress oder Disstress handelt – und sich viel Zeit nimmt, um den Stress wieder aus dem Körper zu bekommen.

Um das auf den Punkt zu bringen, möchte ich dafür einen neuen Begriff einführen, nämlich „EU"! „EU" heißt für mich „Eustress ohne Stress". Der Slogan dazu wäre also: „Statt Eustress und Disstress lieber EU!" oder in Kurzform: **„Lieber EU!"**

Das Stressprogramm im Körper (Hans Selyes allgemeines Anpassungs-Syndrom) ist ein sehr sinnvolles Programm, wenn man plötzlich vor einem Löwen steht. Aber wie oft stehen wir in unserem Leben vor einem Löwen? Dieses Programm zu aktivieren ist genial in Notfallsituationen, wenn es darum geht, uns in unserem Körper zu zentrieren, all das in diesem Moment Unwesentliche abzuschalten und im Gegenzug all das Wesentliche auf 100 Prozent Leistung umzustellen. Das Problem beginnt, wenn das Notfallprogramm ständig aktiv ist, wir ständig ein bisschen vor einem Löwen stehen und dann all die Reaktionen im Körper ablaufen, wie oben beschrieben.

Die akute Stressreaktion ist die Weisheit der Evolution.
Die ständige Stressreaktion ist die Dummheit des Menschen.

Die Hauptstressauslöser bei uns sind **Überlastung, Überforderung und Überreizung**. Auf den Punkt gebracht kann man sagen: Unser Leben wird **zu schnell**, alles wird **zu viel**. Dem gegenüber steht ein **Zuwenig an Ruhe, Freude, Lebenssinn, an Vorbildern sowie an Stabilität**. Trotzdem machen wir so weiter und weiter und weiter, bis es irgendwann nicht mehr geht.

Es gibt untrügliche Zeichen des Körpers und des Geistes, die zeigen, wenn man über seinen Punkt gegangen ist. Der Körper sagt es einem genau: Magenschmerzen, Durchfälle, Schmerzzustände, Depression, Erschöpfung und **Schlaflosigkeit** – diese **Beschwerden gehen dann nicht einfach von selbst wieder weg**. Schlaflosigkeit ist jenes Symptom, das uns sofort aufrütteln sollte! Sobald man nicht mehr gut schlafen kann, sobald der Schlaf keine Erholung mehr bringt, werden die körperlichen Beschwerden schnell zunehmen und die Anspannung des Körpers mündet sehr schnell in einen **Circulus vitiosus**, einen Teufelskreis.

Schlaflosigkeit bedeutet: Lass dir jetzt helfen!

Nun sind wir beim großen Kapitel der Stresserkrankungen angekommen. Aus meiner etwa 25-jährigen Erfahrung als Arzt wage ich zu behaupten, dass **bei mindestens drei Viertel aller Erkrankungen hier im Westen der Stress – direkt oder indirekt – seine Finger im Spiel hat**!

Doch bevor ich Ihnen das genau aufschlüssle und wir uns Auswege aus diesem Dilemma überlegen, noch ein paar Umwege …

Früher …

„Die Weisheit des Lebens besteht im Ausschalten der unwesentlichen Dinge."

CHINESISCHE WEISHEIT

Sie denken vielleicht: Menschen **früher** haben doch keinen Stress gehabt. Da ist alles viel ruhiger abgelaufen, viel langsamer. Die Menschen hatten mehr Respekt voreinander. Vor allem das Alter wurde respektiert und wertgeschätzt. Heute muss man hingegen im Alter ständig beweisen, dass man noch dazugehört und mit den Jungen mithalten kann. Das produziert wiederum Stress.

„Früher war alles besser …" – Ja, so höre ich es immer wieder. Aber so kann man das leider nicht sagen. Die Auslöser von Stress, die **Stressoren**, sind mittlerweile einfach andere. Früher, in früheren Kulturen oder auch im alten China, war der Hauptstress im Leben, überhaupt zu überleben, nicht zu verhungern, nicht zu erfrieren, nicht an einer einfachen Verletzung zu sterben, nicht im Kampf zu fallen und nicht die eigene Familie, die eigenen Kinder durch Krankheit, Hunger oder Krieg zu verlieren. Es gab keine Gewerkschaft, keine geregelten Arbeitszeiten, keine fixen Urlaube. Es gab meist keine Alters- oder Krankenversorgung. Diese Funktion übernahm die Familie. Stellen Sie sich allein den Stress vor, den man wohl hatte, die Familie ernähren zu müssen, ja nicht krank zu werden und ja nicht auszufallen.

Ja, es stimmt, alles war langsamer. Man hatte nicht all die tollen Maschinen, die das Leben erleichtern (sollen), man ging viel zu Fuß und hatte dadurch ausreichend Bewegung, man aß eher zu wenig als zu viel, außer man war einer der wenigen Privilegierten in der Gesellschaft. Und das Leben war (statistisch gesehen) deutlich kürzer als unser Leben heute.

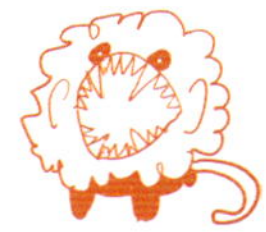

Gott sei Dank haben wir unsere großartige westliche Medizin, unsere sanitäre Versorgung mit WC und Fließwasser in den Wohnungen sowie beheizbare Unterkünfte. Das allein hilft uns schon, viele Stressoren unseres modernen Lebens zu überleben. Aber sind wir deshalb glücklicher als die Menschen vor 200, 300 oder 2000 Jahren? Wenn man sich die steigenden Zahlen von psychischen Krankheiten, von Depression und Suizid ansieht, wohl nicht …

Wir haben gelernt, mit unserem Stress zu leben, aber es ist oft kein glückliches Leben.

Lärm, Hektik, Enge, Erfolgs- und Zeitdruck, dann noch der Druck, etwas tun zu müssen, was man eigentlich nicht will, die fehlende Überzeugung für das, was man tut, die fehlende Perspektive für die Zukunft, der fehlende Glaube und das fehlende Vertrauen in das Leben, an eine höhere Macht, an den Sinn unseres Daseins, all das lässt uns nie ganz zur Ruhe kommen, lässt uns in einem unguten Daueranspannungszustand verharren, der bereits Teil unseres normalen Lebens geworden ist. Dabei hinterfragen heute wohl so viele Menschen bei uns alles wie nie zuvor, suchen unter Steinen, in den Sternen und in anderen Kulturen nach dem Ausgleich zum eigenen stressigen Leben. Meist will man ja nichts weglassen, man will eher etwas dazugeben, das den Disstress neutralisiert. Und leider ist in zunehmendem Maße das Ego, das eigene Ich, Maß aller Dinge. Unsere gesamte Gesellschaft mit ihrer Werbung, die uns Sinn vermitteln soll, und Ziele, die wir erreichen sollen, um glücklich zu sein, baut darauf auf, das Ego des Einzelnen aufzublasen. Konsum und Freizeitverhalten, Karrieredenken und Zielstrebigkeit zielen darauf ab, der oder die Schönste, Beste, Stärkste oder Schnellste zu sein. Dabei treibt uns das ständige Vergleichen mit anderen noch weiter an, noch schöner, besser, stärker oder schneller zu werden.

Wie erlangen wir Zufriedenheit, Genügsamkeit? Wie können wir es schaffen, mit viel weniger auszukommen, viel weniger tun zu müssen, langsamer sein zu dürfen und schließlich tatsächlich immer langsamer zu werden? Wieso haben so viele von uns ständig das Gefühl, etwas zu verpassen? Wieso hasten eigentlich so viele so schnell durch ihr Leben?

VERRÜCKTER STRESS

„Der Kluge lernt nach dem ersten Fehler, der Dumme nach dem x-ten Fehler, der Weise lernt nie aus."

CHINESISCHE WEISHEIT

Ich mache es mir in meiner Arztpraxis recht einfach. Ich sage den Patienten: „Sie können so viel Stress haben, wie Sie wollen, aber ich darf ihn nicht in Ihrem Puls spüren!" Genau das ist nämlich der springende Punkt sowie auch die Definition bei Hans Selye: **körperlich nachweisbare Veränderungen durch Stress**. Im Falle von Hans Selye und dem „Stresssyndrom" sind es vor allem Stresshormone, die vermehrt im Blut nachgewiesen werden können. Im Falle der TCM sind es vor allem die Puls- und natürlich auch die Zungendiagnose, die Veränderungen zeigen.

Dazu eine kleine Geschichte von meinem TCM-Lehrer François Ramakers. Er hatte einmal einen chinesischen TCM-Meister nach Österreich eingeladen und stellte ihm mehrere Patienten vor. Es ging darum, zunächst mit dem Patienten zu reden und herauszufinden, was er für Beschwerden hat, und danach den Puls des Patienten zu fühlen. Bei der ersten Patientin ging der Meister zu einer Dame, legte seine Finger auf die Pulstaststelle und schreckte entsetzt zurück. Er bat meinen Lehrer François abseits um eine kurze Unterredung: „She is crazy!" („Sie ist verrückt!"), platzte es aus des Meisters Mund hervor. François beschwichtigte ihn daraufhin und klärte ihn auf: „Nein, nein, keine Sorge, die Dame ist nicht verrückt. Sie ist nur sehr belastet in ihrem Leben, hat viel Stress und deshalb ist der Puls so. Das ist ganz normal bei uns." Der TCM-Meister

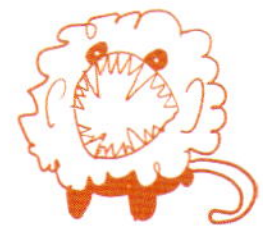

war daraufhin beruhigt, stellte der Patientin eine Therapie zusammen und widmete sich dann dem nächsten Patienten. Als es dann ans Pulstasten ging, legte er seine Finger wieder auf die Pulstaststelle, schreckte wiederum zurück wie von einer heißen Herdplatte und bat François neuerlich um eine Unterredung: „He ist crazy, too!" („Er ist auch verrückt!"). Wieder beschwichtigte ihn François: „Nein, nein, keine Sorge, dieser Herr ist Manager einer großen Firma und hat viel Stress. Es ist bei uns ganz normal, dass er dann so einen Puls bekommt." Und so ging es den ganzen Nachmittag weiter ...

Diese Geschichte zeigt deutlich, was bei uns das Problem ist: Fast alle haben viel Stress, aber es gilt schon als normal, diesem ausgesetzt zu sein, ja, es ist teilweise sogar ein Teil des Berufsbildes, Stress haben zu müssen, um gut zu sein in dem Job!

Heißt das nun, dass ich den Stress aus dem Puls einfach abziehe, so tue, als wäre er nicht da, und behandle den Rest? Nein, die TCM ist ganz klar in ihrer Formulierung:

Was man diagnostiziert, muss man behandeln!

Wenn ich also als TCM-Arzt jemanden nicht behandeln will, darf ich ihn nichts fragen und darf mir weder seinen Puls noch seine Zunge ansehen! Wenn ich Stress-Zeichen finde, müssen diese behandelt werden!

Das Gleiche gilt übrigens auch für die Ernährung. Ich sage meinen Patienten gern: „Sie können essen und trinken, was und wie Sie wollen, aber ich darf dieses Essen und Trinken nicht als **Dreck** (Schleim und Feuchtigkeit) in Ihrem Puls oder auf Ihrer Zunge finden." Stress und Ernährung beziehen sich gleichermaßen auf das, was ich als „nicht über den eigenen Punkt gehen" bezeichnet habe. Wenn man diesen Punkt spürt oder wieder spürt, kann man ganz leicht vorher mit dem Stress oder dem Essen aufhören. Aber dazu kommen wir noch.

Sehen wir uns ein bisschen die chinesische Puls- und Zungendiagnostik an, so weit, dass Sie aus ihr Stress herauslesen können. Sie werden merken, es ist nicht allzu schwer, zumal ohnehin fast alle bei uns diese Stresszeichen aufweisen. Oft sehe ich sie schon bei Kindern, die bereits im Kindergarten ein durchorganisiertes, stressiges Leben führen müssen.

Pulsdiagnose

In aller Ausführlichkeit finden Sie die Pulsdiagnose in meinem Buch „Die chinesische Hausapotheke“ beschrieben.

Der Unterarm hat zwei Knochen: Elle (lat. *Ulna*) und Speiche (lat. *Radius*). Uns interessiert im Moment die Speiche: Wenn man die Handfläche nach oben dreht, befindet sich der Daumen außen. In der Verlängerung des Daumens zum Unterarm befindet sich die Speiche. Wenn Sie gerade ein „Gegenüber“ haben, dann können Sie gleich an ihm oder ihr üben: Legen Sie Ihren Zeigefinger, Mittelfinger und Ringfinger auf den Verlauf der Speichenarterie (lat. *Arteria radialis*) an der Armseite gleich nach dem Handgelenk. Dabei soll der Mittelfinger genau auf dem Griffelfortsatz – dem sogenannten *Processus styloideus* – der Speiche *(Radius)* zu liegen kommen, also auf dem *Processus styloideus radii*. Der Zeigefinger soll unmittelbar davor liegen, also zwischen dem Griffelfortsatz und dem Daumenballen (lateinisch *distal*, also auf der den Fingern zugewandten Seite), und der Ringfinger unmittelbar dahinter (lateinisch *proximal*, auf der dem Unterarm zugewandten Seite). In dieser Weise taste ich mit meiner rechten Hand den linken Radialis-Puls meines Patienten und mit der linken Hand seinen rechten Radialis-Puls. Indem mir der Patient genau gegenübersitzt, kann ich dabei beide Pulse gleichzeitig oder hintereinander tasten.

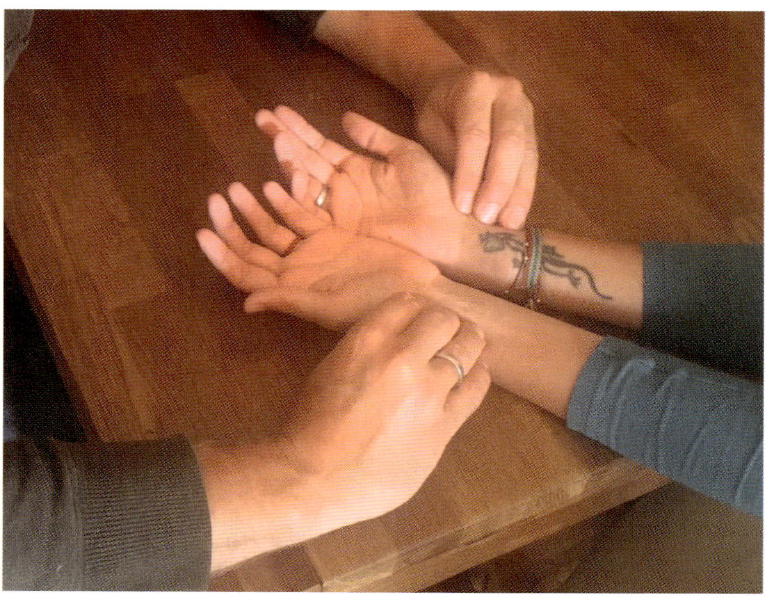

In gleicher Weise kann ich auch meinen eigenen Puls tasten, indem ich die linke Handfläche nach oben drehe, die Hand etwa auf Herzhöhe vor der Brust halte, mit der rechten Hand unter dem linken Arm durchgreife und von außen zunächst den Mittelfinger genau auf den *Processus styloideus radii* lege, den Zeigefinger davor *(distal)*, den Ringfinger danach *(proximal)*.

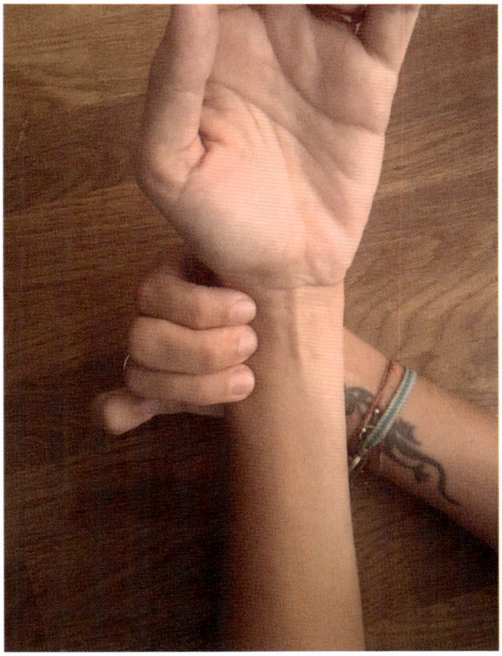

Im Moment genügt es, wenn Sie bei sich selbst oder einem Gegenüber den Puls auf einer Seite – links oder rechts – tasten. Legen Sie die drei Finger auf die drei Positionen und fangen Sie an, von der Hautoberfläche ganz langsam in Richtung Knochen zu drücken. Sobald Sie den Puls auch nur an einem Finger spüren, verweilen Sie. Zwei Dinge wollen wir jetzt aus dem Puls erfahren:

Erstens: Gibt es Hitze in dem Körper vor mir (und damit im Puls)?
Zweitens: Ist der Puls saitenförmig gespannt?

Zum ersten Punkt: Zur Beurteilung, ob Hitze oder Kälte vorliegt, brauchen wir nur die Frequenz – die Geschwindigkeit des Pulses – zu beurteilen. Legen Sie eine Armbanduhr mit Sekundenzeiger neben sich oder schauen Sie auf die Sekundenanzeige Ihres Handys oder Ihres Computers. Zählen Sie die Schläge des Pulses. Schlägt der Puls genauso schnell oder minimal schneller oder langsamer, als der Sekundenzeiger tickt (oder die Sekundenanzeige blinkt), liegt weder Hitze noch Kälte vor. Schlägt der Puls schneller, als der Sekundenzeiger tickt, liegt Hitze vor, schlägt der Puls langsamer, als der Sekundenzeiger tickt, liegt Kälte vor. Sie können die Schläge auch zählen, um auf die Schläge pro Minute zu kommen. Zählen Sie die Schläge zum Beispiel 15 Sekunden lang und multiplizieren Sie diese dann mit 4, um die „Beats per minute", die Schläge pro Minute, zu erhalten. 60–80 Pulsschläge pro Minute sind normal. Alles darüber ist Hitze, alles darunter Kälte. Je schneller der Puls ist, desto mehr Hitze ist vorhanden. Je langsamer der Puls ist, desto mehr Kälte. Hat der Puls zum Beispiel 90 Schläge pro Minute, dann liegt leichte Hitze vor, hat er 120 Schläge pro Minute, entspricht das viel Hitze, und bei 160 können wir es schon als sehr viel Hitze bezeichnen. Bei 50 Schlägen pro Minute liegt leichte Kälte vor, bei 30 Schlägen große Kälte.

Westlich gesprochen bedeuten 60–80 Schläge pro Minute in Ruhe ein ausgeglichenes vegetatives (autonomes) Nervensystem. Ist der Puls schneller, dominiert der Sympathikus, der erregende Teil des vegetativen Nervensystems. Ist der Puls langsamer, dominiert der beruhigende und „verdauende" Teil. Ob jemand Hitze oder Kälte hat, kann also jeder durch das Zählen der Pulsschläge ganz leicht beurteilen.

Zum zweiten Punkt: Was der TCM-Meister im obigen Beispiel bei der Patientin und allen darauffolgenden Patienten getastet hat, war ein **Xian mai**, ein Bogensehnen-Puls: Dieser Puls ist so angespannt wie eine Bogensehne oder auch wie eine Gitarren- oder Violinsaite. Meistens fühlt sich der Patient dann auch genau so, nämlich extrem angespannt. Gehen Sie beim Pulstasten dabei so vor: Sie tasten sich mit dem Finger vor, bis Sie den Puls erstmalig fühlen, und drücken dann weiter in den Puls hinein. Was Sie dann spüren, ist **Spannung**. Die Arterienwände, die aus Muskeln bestehen, sind so angespannt wie alle Muskeln in einem angespannten, gestressten Menschen.

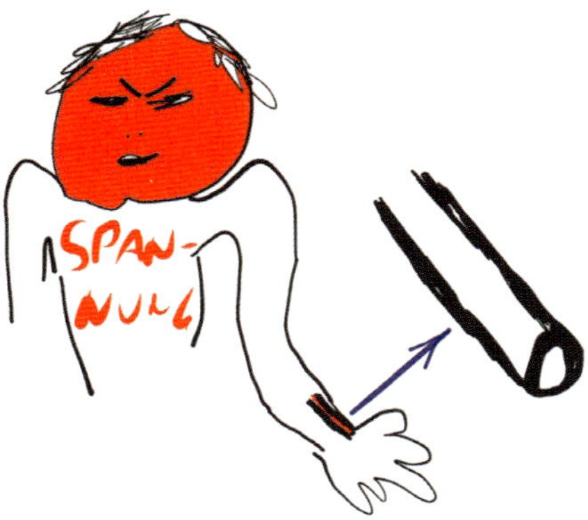

Der Puls ist als Zeichen von „Hitze" auch fast immer **beschleunigt**. Finde ich bei einer Patientin oder einem Patienten einen schnellen, gespannten Puls, in den ich kaum hineinkomme, weil er so viel Spannung hat, bringe ich gern folgenden Vergleich: Sie sind wie ein Auto, bei dem man gleichzeitig auf Gas und Bremse steigt. Sie wollen losfahren, aber gleichzeitig bremsen Sie, und durch dieses Bremsen entsteht eine Art Reibungshitze. Man fühlt sich dann oft auch hitzig und überdreht, will etwas machen, ist aber blockiert und es geht gar nichts richtig von der Hand. „Ja, genau so fühle ich mich!“, höre ich dann oft als Antwort.

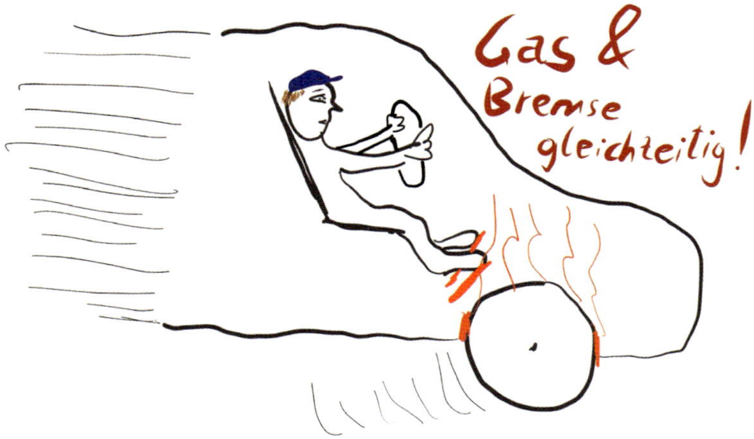

Dabei muss dieser Puls kein ausgesprochen voller, gespannter Puls sein. Es kann auch ein feiner Puls sein, bei dem man trotzdem die Spannung spürt, und er kann tief drinnen am Knochen liegen ober ganz oberflächlich schweben.

Merken Sie sich vielleicht nur noch so viel: **Die Dicke des Pulses ist ein Maß des Blutes.** Ein dicker Puls hat viel Blut, ein dünner Puls hat wenig Blut. Logisch eigentlich, oder? Arterien führen nun einmal Blut zu allen Bereichen des Körpers, und wenn die Arterie vollgefüllt ist, dann ist gerade viel Blut in ihr, ist sie hingegen dünn, dann eben wenig Blut. Wenn es um Stress geht, ist für uns Folgendes entscheidend: Die Arterie ist dann immer angespannt und der Puls ist fast immer schnell, weil es eben durch die Spannung im Körper „reibt“, und die Reibungshitze macht einen schnellen Puls.

Nochmals zur Wiederholung: Sie können leben, wie Sie wollen, so viel Stress haben, wie Sie möchten, aber ich darf es im Puls nicht bemerken! Sobald man im Puls eine Spannung nachweisen kann, ist der Stress **für den Moment zu viel für Ihren Körper**. Dann muss sich etwas ändern. Wenn das einmal akut ist, macht es gar nichts! Kurz einmal beim Löwen vorbeizusehen ist kein Problem. **Dauerhaft, also über Monate und Jahre vor dem knurrenden Löwen zu stehen, ist hingegen ein großes Problem.**

Zungendiagnose

Ein bisschen einfacher geht es mit der **Zungendiagnostik**: Bei dieser betrachten wir immer zuerst den **Zungenkörper (ZK)**, also den muskulären Körper des Organs Zunge. Wir sehen uns die Form (groß, klein, dick, dünn, breit, schmal), die Farbe (blass, rot, bläulich, livid) und die Beschaffenheit (angespannt, schlaff, zittert oder zittert nicht, weicht in eine Richtung ab, starr oder biegsam) der Zunge an, und ob sie Risse aufweist beziehungsweise wo diese sind. Dann betrachten wir den **Zungenbelag (ZB)**, also die Schicht, die auf der Zunge so wie Butter auf einem Brot liegt.

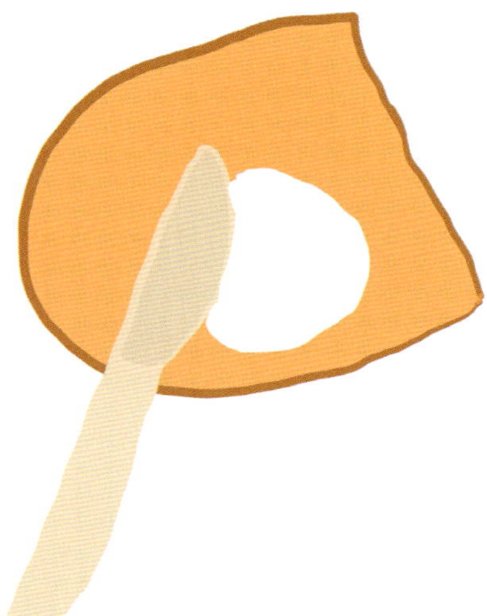

Beim Zungenbelag sehen wir uns an, ob er überall vorhanden ist, seine Stärke (dünn, dick), die Farbe (gelb, weiß, schwarz) und den Ort der Veränderung. Ein normaler Zungenbelag ist weißlich, dünn und überall vorhanden. Vereinfacht würde man die Zunge dann so darstellen:

Ist der Zungenbelag gelb, so ist das ein Zeichen von Hitze.
Ist der Zungenbelag weiß, so ist das ein Zeichen von Kälte.
Ist der Zungenbelag schwarz, so ist das ein Zeichen von extremer Hitze oder extremer Kälte.

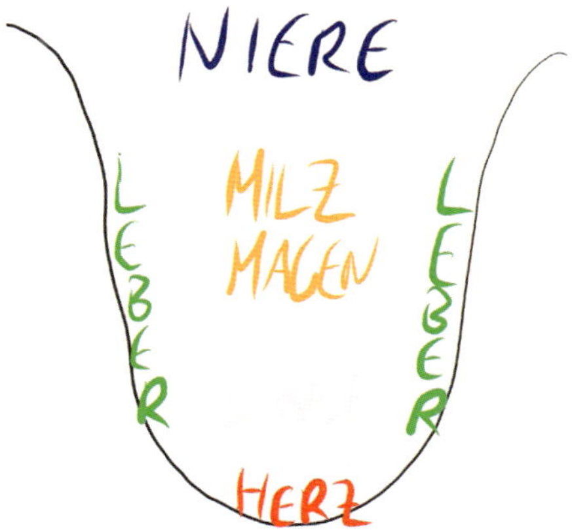

Für die Orte auf der Zunge gibt es mehrere Landkarten. Wir nutzen jene, welche die fünf Elemente und damit die einzelnen chinesischen Organe beschreibt:

Bei Stress interessieren uns primär die Ränder der Zunge, also die Areale der **Leber**. Ist so eine richtig starke Anspannung im Körper vorhanden, sind die Ränder des Zungenkörpers hochrot und geschwollen.

Ein **roter** Zungenkörper ist gleichbedeutend mit **Hitze**, ein **geschwollener** Zungenkörper bedeutet **„viel“**. Zusätzlich wackelt die Zunge als Zeichen der muskulären Spannung hin und her. Die Zunge ist auch nur ein Muskel von vielen im Körper. Sind alle Muskeln im Körper angespannt, dann auch die Zunge.

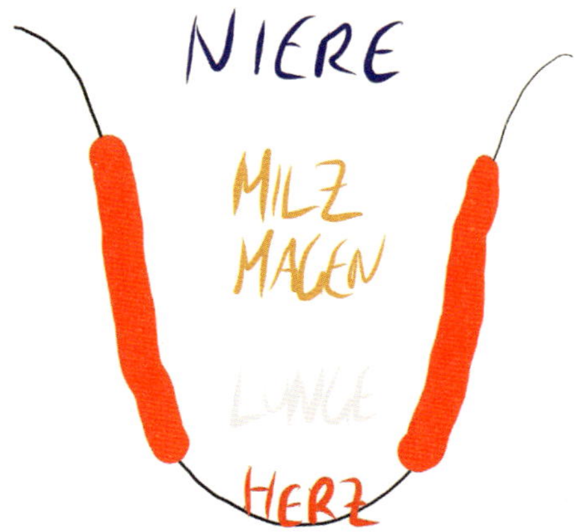

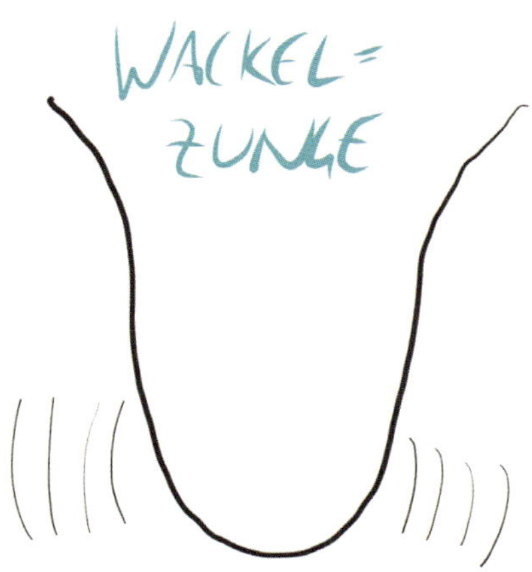

Das entspricht dem schnellen und voll gespannten Puls im Pulsbild **Xian mai** (Bogensehnen-Puls).

In der Skizze lässt sich dieses Pulsbild übrigens wie folgt darstellen:

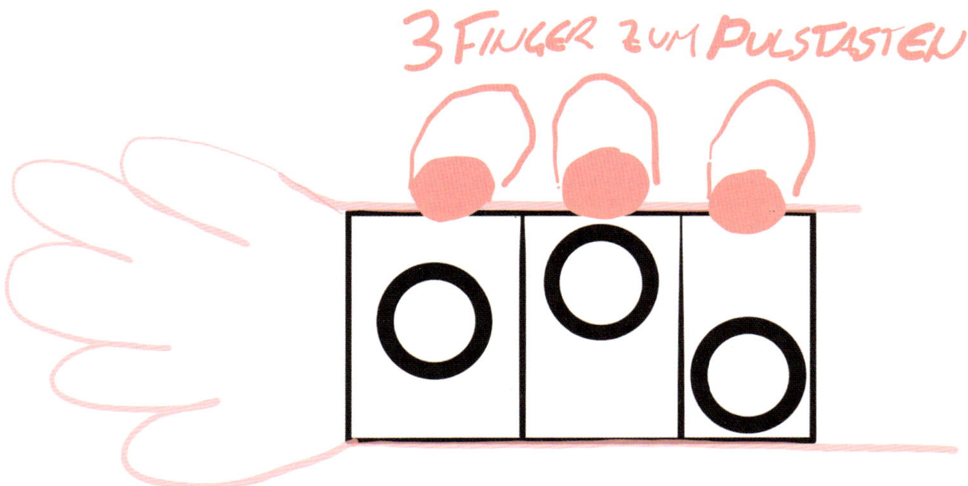

Mit der Puls- und Zungendiagnose möchte ich Ihnen vor Augen halten, dass es durch Stress körperliche Veränderungen gibt. Diese sind eindeutig nachweisbar, indem ich einfach nur meine Finger auf den Radialispuls eines Menschen lege und seine Zunge betrachte.

Noch kurz zur Zunge: Diese zeigt uns, wie sehr der Stress über die Monate und Jahre den Körper verändert. Anfangs ist viel Kraft vorhanden, um vor dem Löwen wegzurennen. Doch nach ein paar Kilometern geht einem langsam die Kraft aus. Wie sieht es dann wohl nach ein paar 100.000 Kilometern aus? Bei der Zunge sind die Ränder zunächst kräftig geschwollen und haben noch einen Zungenbelag darauf. Dann verbraucht sich durch den Stress zunehmend die Substanz – das **Yin** – der Leber, die Ränder werden flacher, der Zungenbelag auf den Rändern verschwindet und diese werden trocken, und zuletzt fallen die Ränder sogar ab, werden blass und sind schließlich kaum noch vorhanden. Chinesisch nennt man diese Evolution **Leber-Qi-Stagnation, Leber-Yin-Mangel** und schließlich **Leber-Blut-Yin-Mangel** (in der Zeichnung als „Le-Bl-Yin-Mangel" abgekürzt).

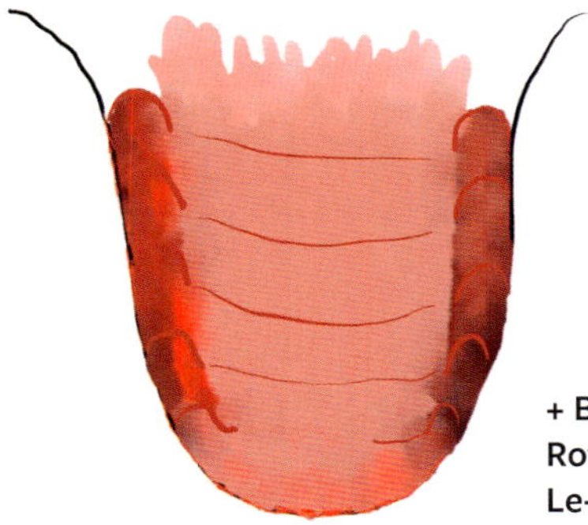

+ Belag
Rote, aufgeworfene Ränder
Le-Qi-Stagnation

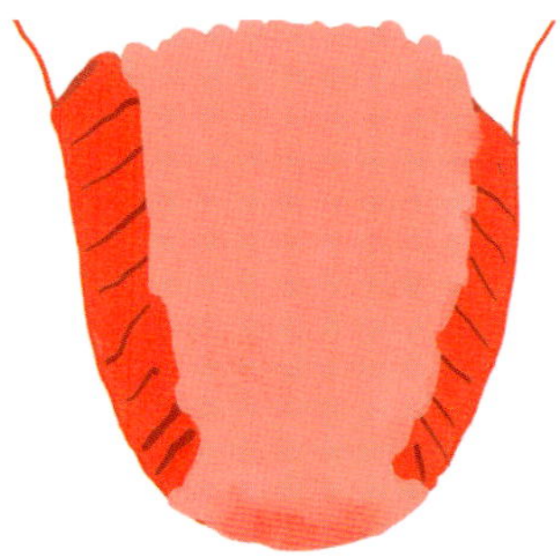

Kein Belag
Rote, abgeflachte Ränder
Le-Yin-Mangel

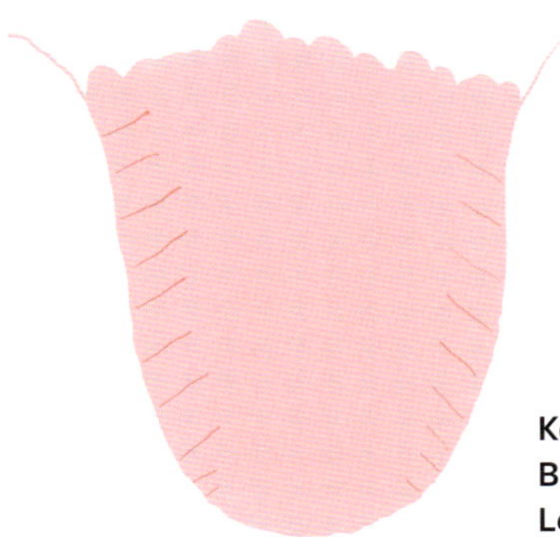

Kein Belag
Blasse, abgeflachte Ränder
Le-BI-Yin-Mangel

Ich weiß, ich weiß, das ist bereits alles sehr viel. Darum ist es Zeit, Ihnen nun die „Geschichte des Windes“ in unserer chinesischen Denkweise zu erzählen.

DER STRESS UND DIE LEBER „AUF CHINESISCH“

„Das Leben meistert man lächelnd – oder gar nicht.“

CHINESISCHE WEISHEIT

Wenn wir von Stress reden, reden wir chinesisch von der **Leber**. Sie ist eines von fünf sogenannten Vollorganen des Körpers (die anderen sind Herz, Milz, Lunge und Niere). In der TCM weisen wir diese fünf Organe den **fünf Elementen** zu.

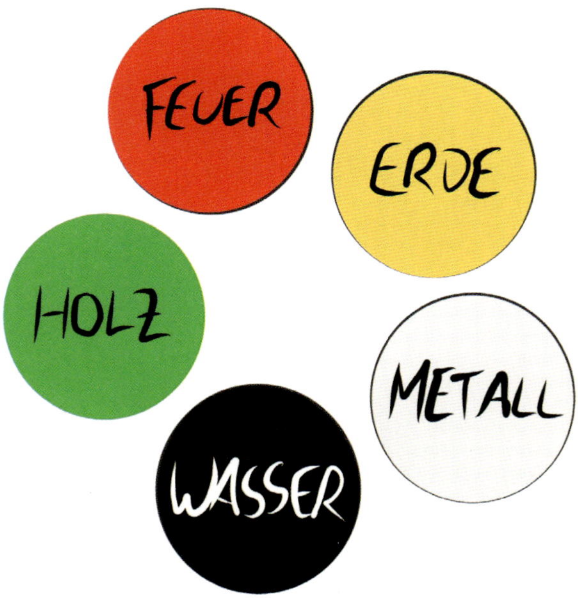

Dabei wird in der Chinesischen Medizin der gesamte Körper einfach durch fünf geteilt und alle Funktionen, alle Hohl- und Vollorgane, die fünf Sinnesorgane, bestimmte Farben und alle möglichen Zustände und Eigenschaften des Körpers werden einem dieser fünf Elemente zugeordnet. Wir nennen das dann die **fünf Funktionskreise**.

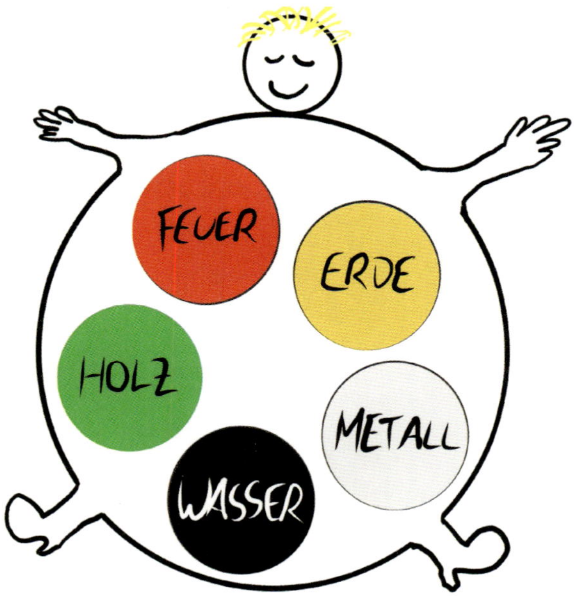

So werden dem **Element Holz**, welches der Jahreszeit Frühling mit dem Wind und der Farbe Grün entspricht, das Vollorgan Leber, das Hohlorgan Gallenblase, der saure Geschmack, die Augen, die Gefühle Wut und Aggression sowie der Tonus der Muskulatur zugerechnet.

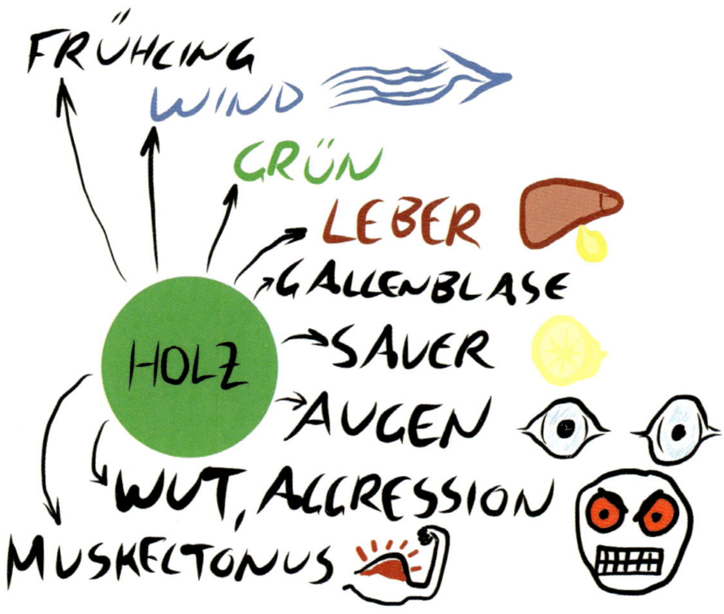

Bei den anderen vier Elementen erfolgt die Zuordnung in gleicher Weise:

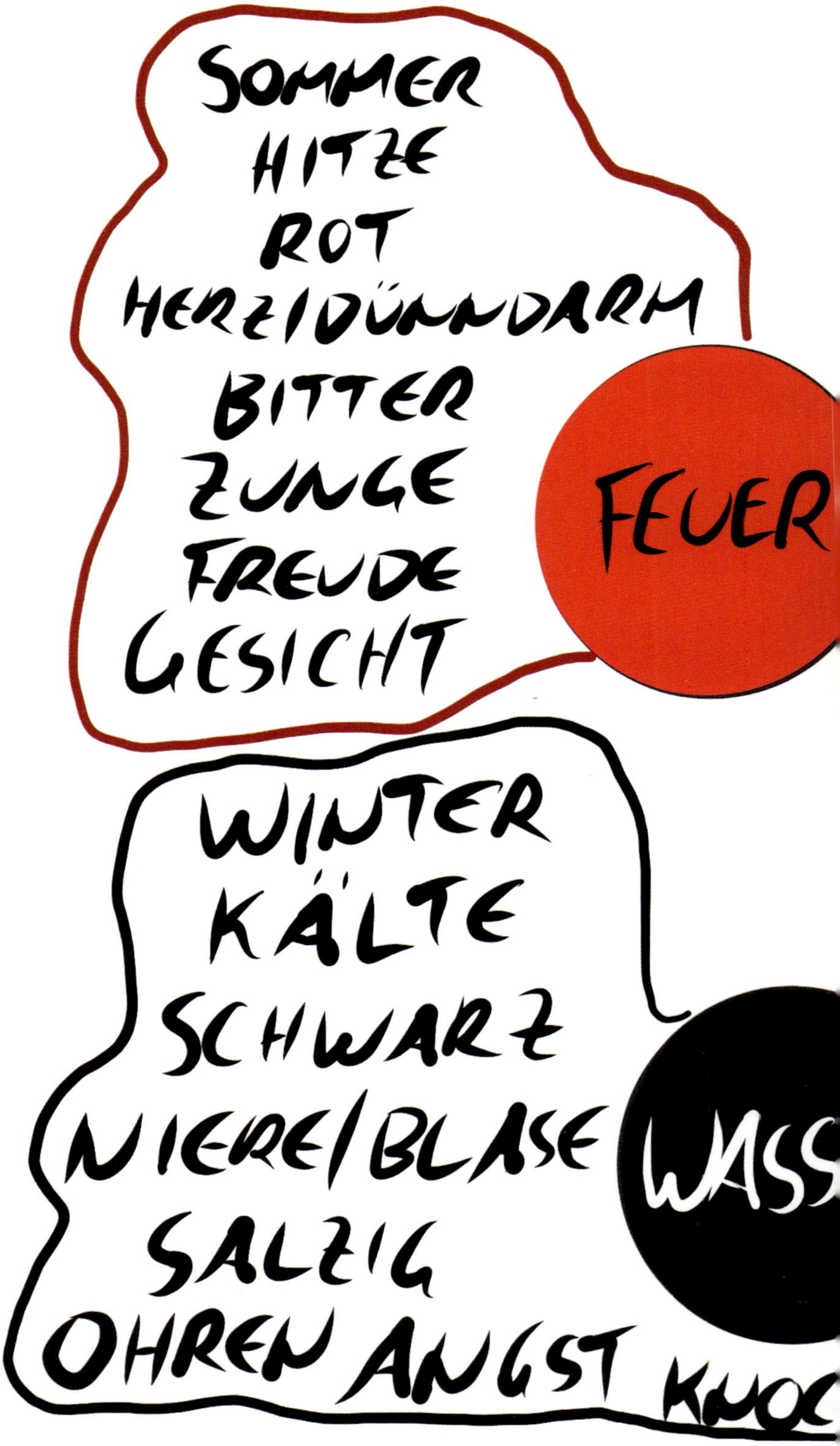
SOMMER
HITZE
ROT
HERZ/DÜNNDARM
BITTER
ZUNGE
FREUDE
GESICHT
FEUER
WINTER
KÄLTE
SCHWARZ
NIERE/BLASE
SALZIG
OHREN ANGST
WASS
KNOC

ERDE

SPÄTSOMMER
FEUCHTIGKEIT
GELB
MILZ/MAGEN
SÜSS
MUND
GRÜBELN
BINDEGEWEBE

METALL

HERBST
TROCKENHEIT
WEISS
LUNGE/DICKDARM
SCHARF
NASE
TRAUER
HAUT

In jedem der fünf Vollorgane lebt ein Geist. Mit den **fünf Geistern** kann man sich die Gefühle des jeweiligen Funktionskreises noch viel besser vorstellen. So sitzt in der Leber der beschützende und kräftige **Hun**, im Herzen der glückliche und strahlende **Shen**, in der Milz der zielgerichtete und klar denkende **Yi**, in der Lunge der künstlerische und feinfühlige **Po** und in der Niere der willensstarke und strukturierte **Zhi**.

Doch damit die Geister die positiven Gefühle erleben, so wie gerade beschrieben, muss jeder von ihnen gut in seinem Organ verankert sein und sich dort so richtig wohl fühlen. Das ist dann der Fall, wenn das Organ stark ist, eine gute Substanz – chinesisch **Yin** – hat und wenn genügend **Blut** vorhanden ist. Ich stelle mir das so vor, dass jeder Geist in seiner stabilen, kräftigen Badewanne (Yin!) liegt und diese bis zum Rand mit wohlig warmem Blut gefüllt ist.

Ist das nicht der Fall, ist das Yin, die Substanz des Organs, schwach und vor allem ist zu wenig Blut vorhanden und die

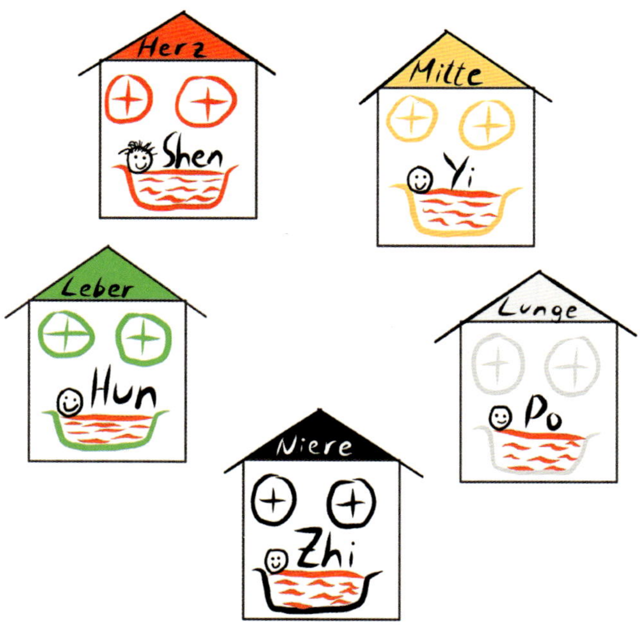

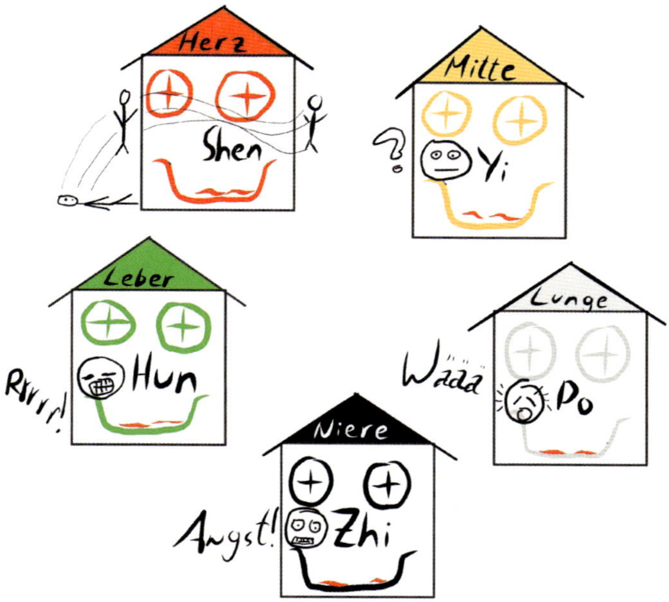

Geister bleiben nicht einfach entspannt in ihren Badewannen liegen, sondern werden unruhig. Die Gefühle kippen in die andere Richtung: Der **Hun** wird wütend und aggressiv der **Shen** rastlos und manisch, der **Yi** grüblerisch und bleibt bei seinen Gedanken kleben, der **Po** traurig und melancholisch und der **Zhi** bekommt richtig Angst.

Woher das Blut kommt (oder eben nicht kommt ...), was der Begriff Blut chinesisch bedeutet und was es mit dem Yin auf sich hat, werden wir gleich ausführlich besprechen.

STRESS

EMOTIONEN

ICH, ICH, ICH! ZEITDRUCK

HITZE, KÄLTE

FEHLENDE ZIELE MOBBING

STRESS-HORMONE

DIE *Geschichte des* WINDES

„Wenn der Wind
des Wandels weht,
bauen die einen Mauern
und die anderen
Windmühlen."

CHINESISCHE WEISHEIT

STRESS IST WIND

Die Chinesen sagen: **„Stress ist Wind."** – Eigentlich viel Luft um nichts. Das Problem ist jedoch: **Die Leber hasst Wind.** Das wollen wir uns nun genauer ansehen.

In der Leber lebt der Geist **Hun**. Dieser Geist hat eine ganz besondere Funktion im Gefüge der chinesischen Geister im Körper. Der Hun ist das **Alphatier**, der Rudelführer, jenes Tier, welches das Rudel gegen äußere Feinde beschützt, die Schwachen im Rudel antreibt, damit sie bei der Herde bleiben und Emporkömmlinge des Rudels in die Schranken weist. Das Alphatier ist auch jenes, welches sich vermehrt und damit Sorge trägt, dass jeweils die stärksten Gene in der jeweiligen Tierart an die nächste Generation weitergegeben werden. Sie können sich den Hun als einen Wolf, einen Leitwolf, vorstellen, angespannt, mit aufgestellten Nackenhaaren, der bereit ist zum Sprung.

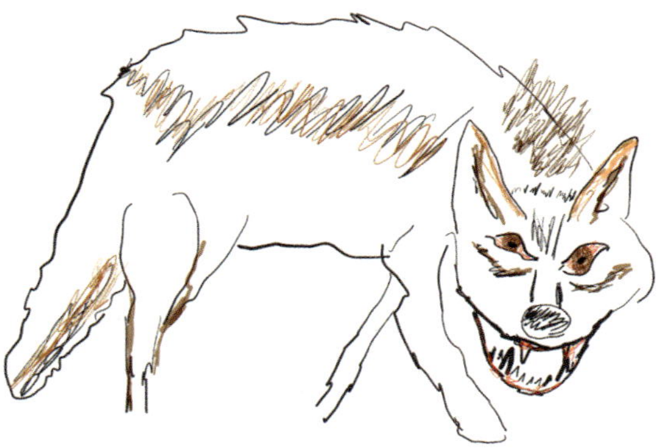

Auf den Menschen bezogen können Sie sich den Hun als den männlichen Teil in uns vorstellen, der viel Kraft hat, vielleicht mit Irokesen-Haarschnitt (als Imitat der aufgestellten Nackenhaare des Wolfes) und einem Körper wie Arnold Schwarzenegger.

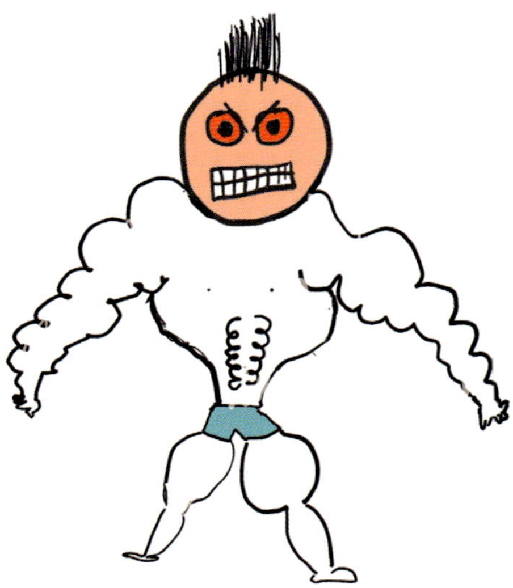

Jetzt stellen Sie sich einmal den Puls dieses Herrn vor: Richtig, **Xian mai**. Und die Zunge? Geschwollene, rote Ränder!

Westlich gesprochen entspricht der Hun all unseren Sexualhormonen und unserer „Triebhaftigkeit“, unserer Muskelkraft, der gesamten Stressreaktion mit all den Stresshormonen und all den starken Gefühlen wie **Wut, Zorn oder Aggression**. Wenn diese große Kraft und all diese mächtigen Emotionen gezielt gesteuert werden, kann der Hun Großartiges bewirken. Er schützt den Körper vor Angriffen, die früher in der Menschheitsgeschichte wohl handfeste Keilereien und Kämpfe waren und die heute viel mit Ausstrahlung und Abgrenzungsfähigkeit zu tun haben. Werden die physische und die sexuelle Kraft gezielt kanalisiert, sind sie die Basis von Kunst, Kreativität und Schaffensdrang.

Traditionell erzählt man, dass der Hun jene Seele ist, welche den Körper als **Wanderseele** drei Tage nach der Geburt betritt und ihn nach dem Tod wieder verlässt. Der Hun lebt ewig. Alles, was er im physischen Leben erfahren, erträumt und erlebt hat, nimmt er dabei mit.

Der Hun zeigt sich nach außen über die **Augen**.

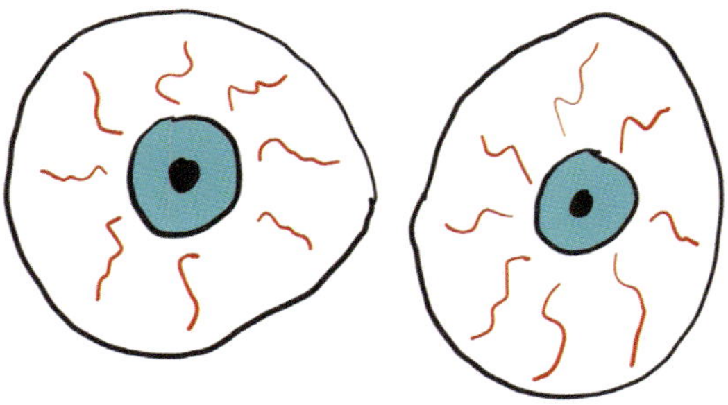

Geht es der Leber gut, so ist viel Blut vorhanden, die **Finger- und Zehennägel** sind dann schön und fest, die **Sehnen des Körpers** kräftig, die **Muskeln** voller Tonus.

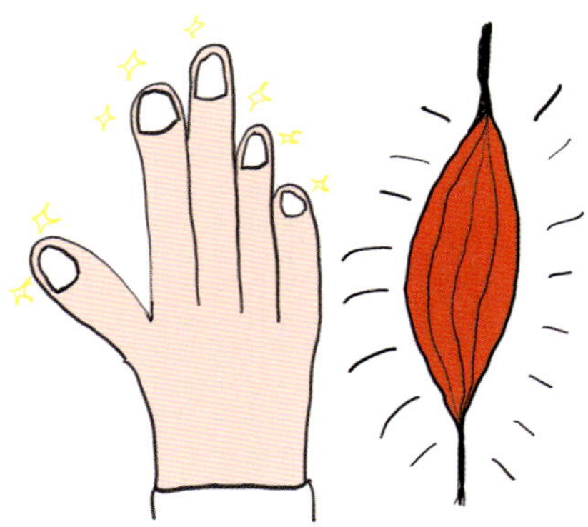

Doch all das wird fehlgeleitet, wenn der Hun Stress, also Wind, ausgesetzt wird. Wir sagen chinesisch, dass jeder Geist in einem bestimmten Organ wohnt, sich wohlfühlen und dort gut verankert sein soll. Der Hun liebt es, in einer vollen Badewanne Blut, welche in der Leber steht, zu liegen und zu entspannen.

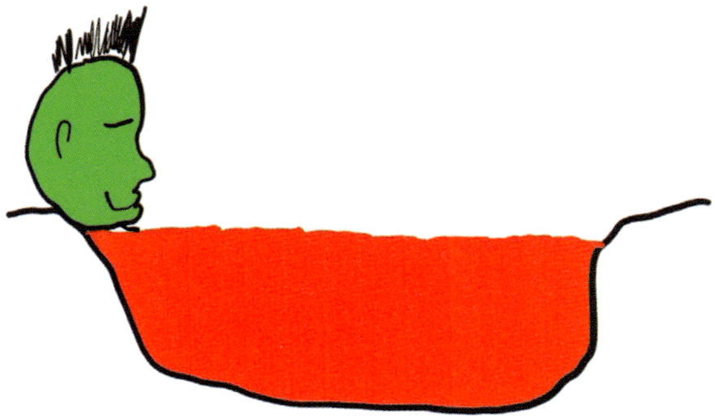

Leider trocknet Wind auf Dauer das Blut aus. Chinesisch sagen wir: **„Stress verbraucht Blut“.** Dann geht es ganz schnell, dass der Hun plötzlich in einer fast leeren Badewanne liegt. Sie wissen, wie es sich anfühlt, wenn man, nackt und nass, in einer leeren Badewanne liegt und dann jemand plötzlich die Türe aufmacht: **„Tür zu, es zieht!“**, rufen Sie dann.

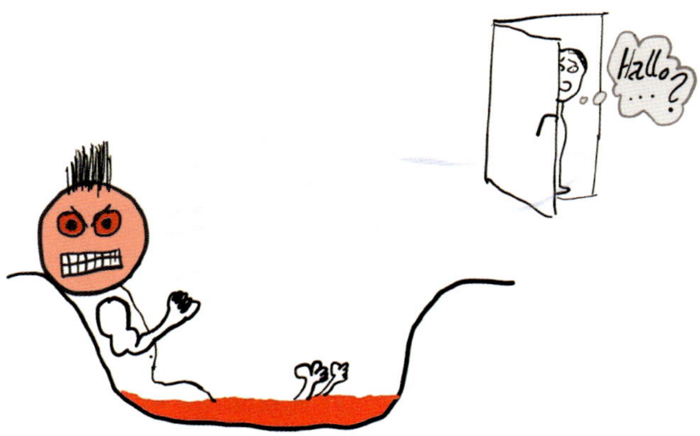

Die Therapie ist daher eine volle Badewanne mit Blut. **Blut in der TCM** ist nicht einfach nur der rote Saft, der in unseren Gefäßen fließt, wie wir uns das hier im Westen vorstellen, sondern ein bisschen mehr: **Blut nährt alle Gewebe, kühlt Hitze, entspannt den Körper und beruhigt den Geist.** Jemand, der viel Blut hat, strahlt das aus! Diesem Menschen geht es seelisch und körperlich gut. Er hat kräftige und glänzende Haare, eine schöne Haut (ohne Hitzezeichen wie Mitesser oder Ausschläge), strahlende Augen (der Hun ist ja entspannt in seiner vollen Badewanne) und eine entspannte, kräftige Körperhaltung. Alle Emotionen wie auch die Seele sind dann ausgeglichen. Wenn viel Blut vorhanden ist, geht es allen fünf Geistern in ihren Badewannen der jeweiligen fünf Vollorgane gut.

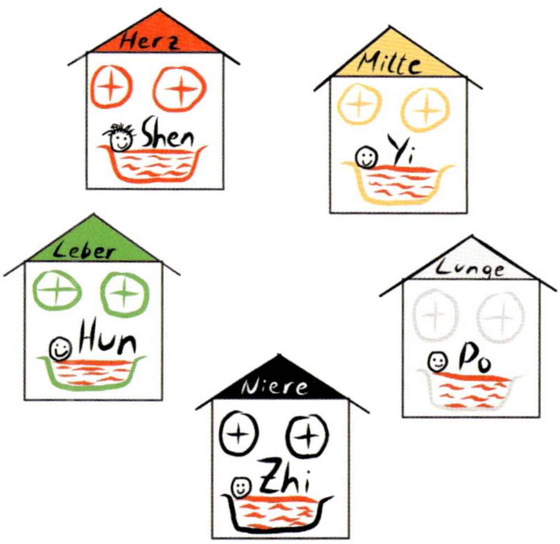

Jetzt wissen Sie bereits, dass der Hun zum Beispiel wie Arnold Schwarzenegger aussieht oder wie der Leitwolf eines Wolfsrudels. Schwarzenegger und der Wolf sind total entspannt, wenn alles im Körper gut läuft, wenn es dem Rudel gut geht. Aber sobald es irgendwo hakt, steckt, nicht funktioniert oder ein Wind aufkommt, ist die Situation eine ganz andere.

Das nennen wir in der TCM dann **Leber-Qi-Stagnation**. Stagnation bedeutet Blockade. **Qi** wird meist mit „Lebensenergie“ übersetzt. Dabei zeigt das alte Zeichen für Qi (氣), dass es sowohl Energie als auch Materie in sich vereint.

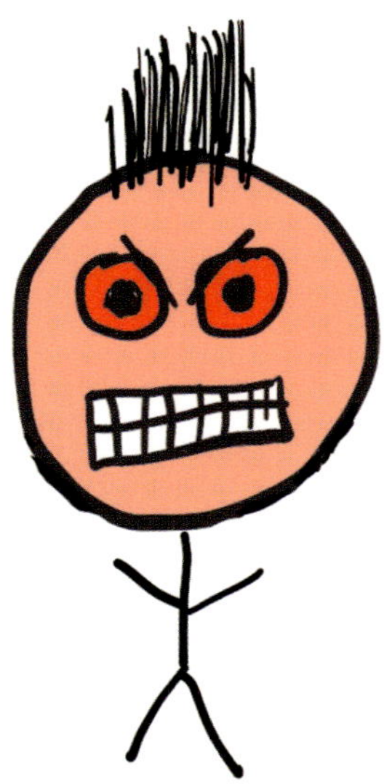

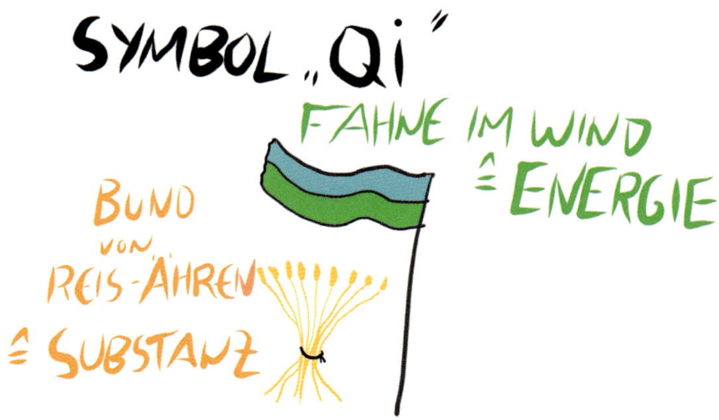

Vergleichen Sie die Vorstellung von Qi mit unserer Vorstellung von Licht. Dieses wird in der modernen Physik entweder als Photonen – als Teilchen und damit als Materie – oder als Strahlung und damit als Energie gesehen. Je nach Betrachtungsweise überwiegt Materie oder Energie.

Der Einfachheit halber sagen wir in der TCM, dass Energie, die im Körper fließt, das Qi ist und die Substanz, die im Körper fließt, das Blut ist. Dabei reitet das Qi auf dem Blut wie ein Jockey auf einem Pferd.

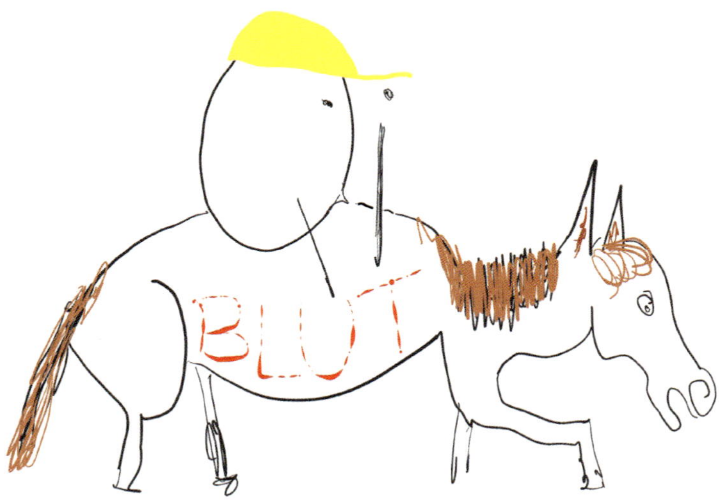

Wer viel **Blut** hat, hat entspannte Geister im Körper, eine entspannte Leber, hält viel Wind aus und strahlt, was man an den Augen, der Haut, den Haaren und den Nägeln erkennt.

Wer viel **Qi** hat, hat den ganzen Tag viel Energie, ist hoch motiviert und kräftig und strahlt diese Kraft auch aus.

Zwei Aussagen sind noch wichtig, um den Begriff Leber „chinesisch“ zu verstehen:

**Erstens: Die Leber sorgt für den glatten Fluss aller Dinge.
Zweitens: Die Leber verwaltet das Blut.**

Gesundheit definiert sich also dadurch, dass „alles im Körper gut fließt“. Damit meint man zunächst einmal Qi, und wenn dieses gut fließt, bewegt Qi alles andere wie Blut oder Nahrung mit. Diese Aufgabe fällt der Leber zu. In diesem Sinne ist die Leber wie ein Kontrolleur, der im Körper auf- und abgeht und alle antreibt, gut zu arbeiten und sich zu bewegen. Solang sich alles gut bewegt, alle brav arbeiten, ist die Leber entspannt.

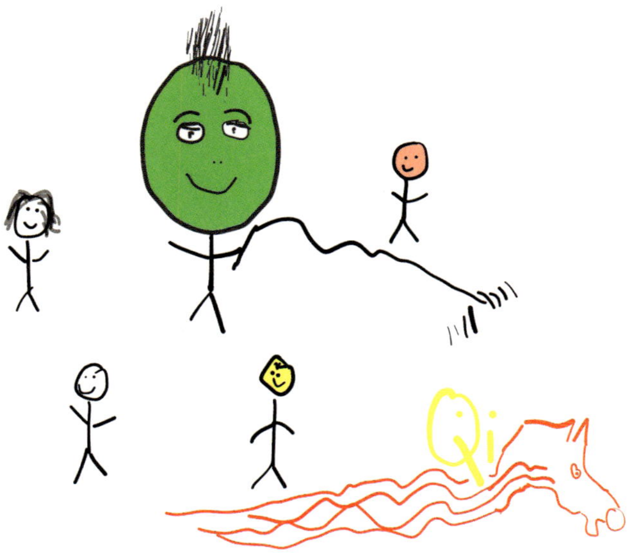

Als Motto für die Leber könnte gelten: **Bewegung ist Leben, Stillstand ist der Tod.** Solang sich im Körper alles gut bewegt, gibt es keine Blockaden, keine Stagnation. Der Körper fühlt sich gut an, wir sind gesund und glücklich. Diese „Bewegung“ gilt für alles: den Geist, den Körper mit seinen Substanzen Qi und Blut, die Gefühle, unsere Ziele und Vorstellungen, unser gesamtes tägliches Leben. Alles soll ständig in Bewegung sein. Wenn wir uns um das Folgende kümmern, wird die Leber entspannt sein: dass wir uns täglich körperlich bewegen, dass wir geistig immer angeregt und motiviert bleiben, dass wir nicht in einem Gefühl stecken bleiben, sondern die Gefühle ausleben und verarbeiten, dass wir unsere Träume und Ziele nicht vergessen, sondern sie regelmäßig abrufen und kontrollieren, ob wir noch auf Kurs sind, dass unsere Einstellungen und Vorstellungen nicht festfahren, sondern wir sie selbst hinterfragen, sowie dass wir offen sind für „Bewegung im Geiste“ und zugänglich für Argumente und Vorschläge anderer Menschen.

Wind bedeutet Bewegung. Der Wind ist in der Natur wichtig, um Leben zu verteilen, indem Samen und Lebewesen sich durch ihn verbreiten. Der Wind trägt auch die Botschaften der Evolution mit sich herum. So tauschen sich die verschiedenen Lebewesen durch Viren miteinander aus und so koordiniert die Evolution die gesamte Schöpfung (wenn wir Viren einmal nicht nur von der negativen Seite, also als Krankheitserreger betrachten). Viren sind genetisches Material, „Information“, welche von einem zum anderen Lebewesen „fliegt“, um alle Lebewesen auf der Erde „auf dem neuesten Stand“ zu halten. Ohne Viren würde unsere Welt nicht funktionieren. Und der Wind macht das Wetter, verteilt Wolken und damit Wasser und schafft so die Voraussetzung für Leben.

Wind ist, chinesisch gedacht, nichts anderes als **„schnelles Qi“**. Wind beinhaltet also viel Energie und Geschwindigkeit. Genau das ist auch der Nutzen und der Schaden von Wind. „Viel und schnell“ kann unseren Körper auch einmal schnell überfordern, wenn Sie an die Beschleunigungstendenz unserer Gesellschaft denken.

Wind ist dann für unsere chinesische Leber nichts Schlimmes, vorausgesetzt, es ist viel Blut vorhanden. Denken Sie an den Hun in der vollen Badewanne! Wenn genügend Blut in der Badewanne der Leber vorhanden ist, liegt der Hun entspannt darin, egal wie viel Wind und Stress um ihn herum weht.

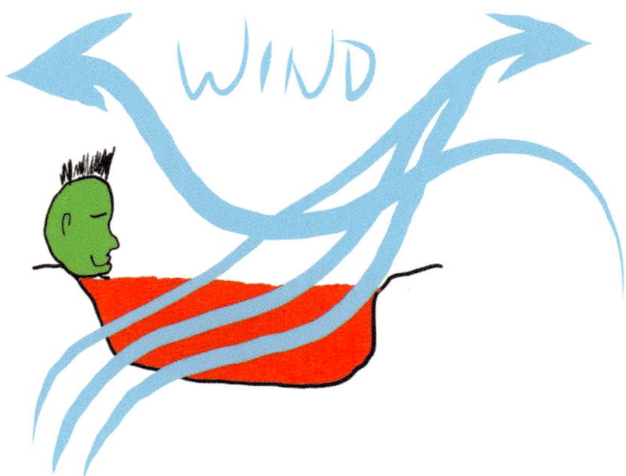

Sie können auf Wind reagieren, indem Sie eine Mauer errichten beziehungsweise sich gegen ihn stemmen. Chinesisch würden wir sagen: „Kein Problem, wenn du viel Blut hast“, wenn die Mauer also gut genährt und gesund ist.

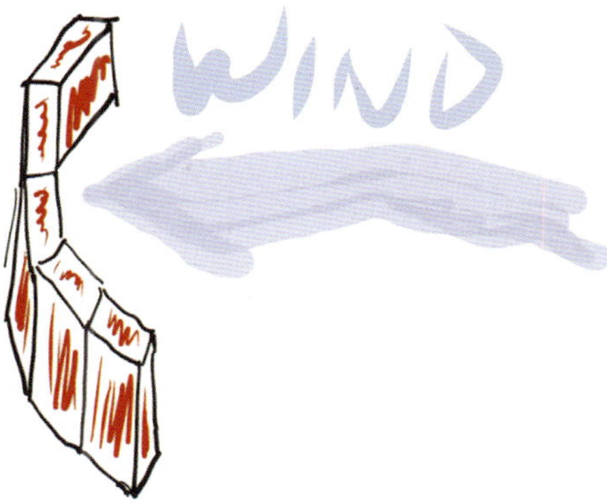

Westlich gedacht wäre das der **Disstress**: Ich stemme mich dem Stress, dem Wind, entgegen, halte ihn aber locker aus, weil ich so kräftig und gesund bin. Aber Achtung! Denken Sie daran, dass Stress Blut verbraucht! Der Wind bläst ja ständig in die Ritzen der Mauer und rüttelt am Fundament. Sie müssen also immer wieder die Mauer auf- und abgehen und prüfen, ob sie dem Wind noch standhält.

Andererseits kann man auf Wind reagieren, indem man ein Segel setzt und so die Energie des Windes nutzt, um voranzukommen. Chinesisch würden wir sagen: „Kein Problem, wenn du viel Blut hast“, wenn das Segel aus gutem Material besteht und Mast und Boot sehr stabil sind.

Westlich gedacht wäre das wohl **Eustress**. „Ich brauche den Stress!“, höre ich da so manchen sagen. „Kein Problem“, sage ich, wenn Sie genug Blut haben und damit ein „funktionsfähiges Segelboot“. Aber Achtung! Erinnern Sie sich, dass Stress Blut verbraucht! Sie müssen Segel und Boot regelmäßig kontrollieren und prüfen, ob das Material nicht bereits ermüdet beziehungsweise ob es dem Wind noch gewachsen ist.

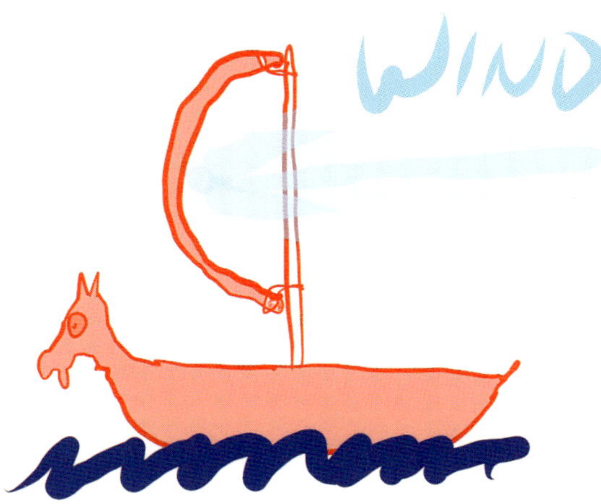

Sie können auf Wind auch noch so reagieren, dass Sie ihm gar nicht begegnen, sondern sich in einen Bereich zurückziehen, wo der Wind gar nicht hinkommt. Chinesisch gesehen ist das die gesündeste Variante, denn sie spart Blut.

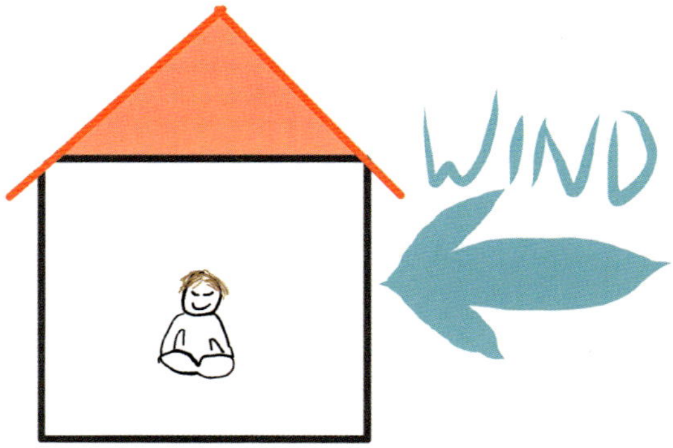

Tiere werden sich intuitiv vom Wind fernhalten. Sie werden dort rasten, wo er nicht hinkommt. So verrät er nicht ihren Geruch, kühlt das Tier nicht aus und es kann entspannen, ohne ständig eine Fährte aufnehmen zu müssen. Der Mensch ist einzigartig in seinem Verhalten, sich in den Wind hineinzubegeben und sogar im Windkanal zu leben. Da sind uns leider die natürlichen Instinkte abhandengekommen.

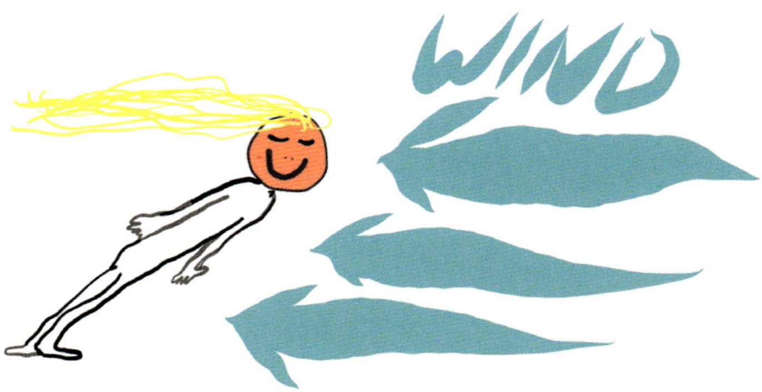

Die Kunst, die wir alle lernen müssen, ist die sogenannte **Work-Life-Balance**. Diese bedeutet letzten Endes, im täglichen Leben die drei Möglichkeiten, mit Wind umzugehen, im richtigen Verhältnis anzuwenden.

Work-Life-Balance bedeutet also:

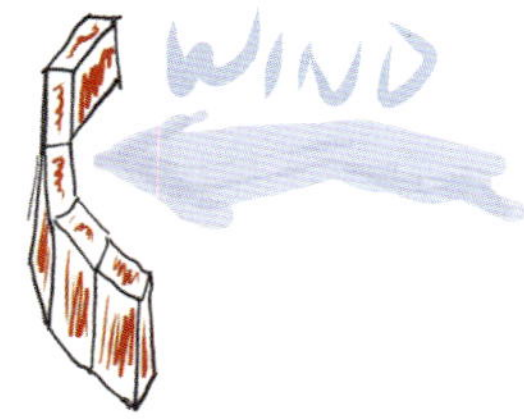

+

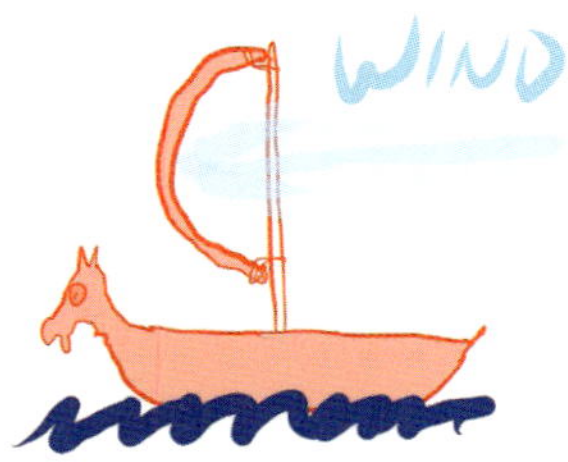

+

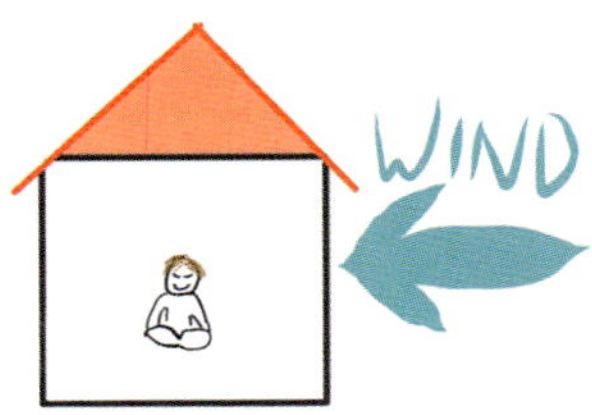

Erstens: Disstress so viel wie notwendig, soweit es Ihr Arbeitsleben eben erfordert, aber nur so viel, dass Sie sich wieder gut regenerieren können.

Alles was sich anspannt, muss sich danach entspannen.

War die Arbeit Anspannung, so brauchen Sie danach Entspannung, und zwar im richtigen Verhältnis, sodass Sie sich unterm Strich am Ende des Tages entspannt fühlen und gut schlafen können. Dann regeneriert der Körper so richtig in der Nacht und ist morgens wieder bereit für eine Portion Disstress.

Zweitens: Eustress nur so viel, dass Sie nicht über Ihren Punkt gehen! Wenn für Sie Ihre Arbeit „reines Vergnügen" ist und Sie die Arbeit brauchen wie ein Stück Brot, vergessen Sie nicht auf sich selbst und die Person, die Sie sind, wenn Sie nicht in der Arbeit sind! Es ist sehr gefährlich, sich über die Arbeit zu definieren, denn irgendwann ist diese vorbei oder weg. Achten Sie gerade auch dann darauf, ein glückliches Privatleben und ein ausgeglichenes Freizeitleben zu haben, wenn Ihnen eigentlich die Arbeit zum Glücklichsein genügt. Stress ist Stress, egal ob belastend oder glücklich machend, denken Sie daran! Wenn Sie den Stress genießen, gehen Sie nun einmal viel leichter über Ihren Punkt.

Drittens: Aus dem Wind gehen Sie dadurch, dass Sie sich zum Beispiel einmal eine Auszeit gönnen, ein paar Tage, Wochen oder Monate, um in aller Ruhe das eigene Leben zu überdenken und zu hinterfragen, ob es das Leben ist, das Sie immer schon haben wollten. Dazu ist es oft notwendig, aus dem gewohnten Trott auszusteigen, sich für eine Zeit an einen fremden Ort zurückzuziehen, allein einen Pilgerweg zu gehen, mit dem Partner oder der Partnerin den langersehnten Urlaub zu machen, eine Sprachreise zu unternehmen oder sich einfach täglich für eine gewisse Zeit in der Meditation zurückzuziehen. Wichtig ist, einen gesunden Abstand zum eigenen Alltag, zum eigenen Stresspegel zu erhalten. Jeder von uns kann am besten selbst beurteilen, was, mit wem und wie lang das sein sollte. Das kann für Frauen und vor allem auch für uns Männer die Karenz zu Hause bei den Kindern sein. Das kann auch die Rückkehr in einen Beruf sein, nachdem man lang zu Hause war. Dieses Zu-Hause-Sein kann wirklich ein sehr stressiger Job sein ...

Für eine gute Work-Life-Balance möchte ich Ihnen noch einen wichtigen chinesischen Spruch mitgeben:

„Ich höre und vergesse,
ich sehe und erinnere mich,
ich mache und verstehe."

CHINESISCHE WEISHEIT

Wenn Ihnen beim Lesen dieser Zeilen spontan etwas eingefallen ist, was Sie in Ihrem Leben umsetzen könnten oder sollten, dann setzen Sie es gleich um! Morgen haben Sie vielleicht das Gelesene vergessen oder die Wichtigkeit der Veränderung für Ihr Leben ist im Alltag bereits wieder in den Hintergrund gerückt. Machen Sie es darum gleich und sofort – ich spreche aus persönlicher Erfahrung.

Eine gute Work-Life-Balance haben Sie dann erreicht, wenn Sie wieder gut schlafen, wenn Ihre Stressbeschwerden wie Magen- oder Bauchschmerzen, Hautausschläge oder rote Augen weg sind und Sie wieder zufrieden sind mit Ihrem Leben. Chinesisch würde ich dann noch ergänzen: „... und wenn man den Stress in Puls und Zunge nicht mehr findet."

WIND, DIE MUTTER ALLER KRANKHEITEN

„Ein hoher Baum steht im Wind."

CHINESISCHE WEISHEIT

Die Chinesen sagen auch: **„Wind ist die Mutter aller Erkrankungen."** Wind verstärkt alle anderen äußeren Einflüsse, die sogenannten **pathogenen Faktoren:**

- **Hitze + Wind** wirkt noch viel heißer: Denken Sie an das Fächeln mit einem Handtuch während eines Saunaaufgusses.
- **Kälte + Wind** wirkt noch viel kälter. Denken Sie an einen kalten Tag beim Schifahren, wenn dabei auch noch ein Wind aufkommt.
- **Feuchtigkeit + Wind** bläst die Feuchtigkeit so richtig in den Körper hinein und trocknet sie. Man fühlt die kalte Feuchtigkeit bis in die Knochen und bekommt Schmerzen. **Wind trocknet**.
- **Trockenheit + Wind** verstärkt die Trockenheit noch deutlicher.

Wind führt auch dazu, dass äußere pathogene Faktoren in den Körper eindringen können. Das „schnelle Qi des Windes" presst quasi die Hitze, Kälte, Feuchtigkeit und Trockenheit durch die Poren der Haut in den Körper hinein.

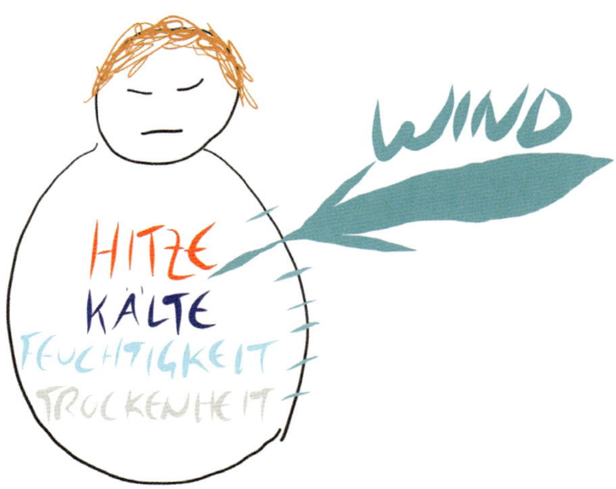

Ein Zeichen, dass ein pathogener Faktor in den Körper eingedrungen ist, ist die Aversion dagegen. Ist zum Beispiel Hitze in den Körper eingedrungen, wird einem ständig heiß sein und man wird sich nicht freiwillig in die Sauna setzen. Ist hingegen Kälte eingedrungen, wird man im Winter nicht im T-Shirt spazieren gehen. Was, denken Sie, empfindet Ihre Leber, Ihr Hun, wenn Wind in Ihren Körper eingedrungen ist? Wie fühlen Sie sich, wenn Ihnen ständig heiß ist, wenn die Haut so trocken ist, dass alles juckt? Entspannt?

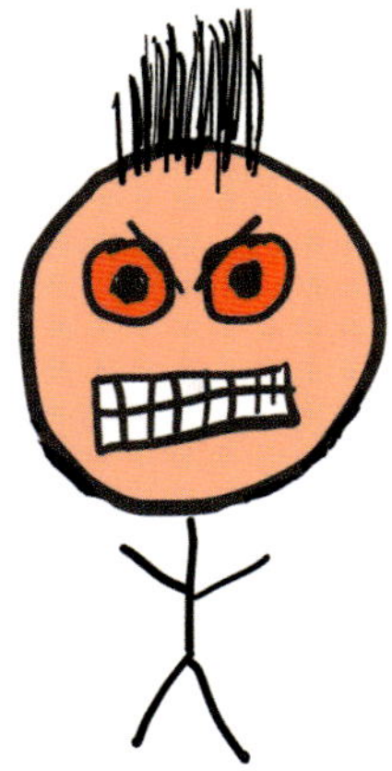

So entstehen chinesisch Erkrankungen. Von außen dringen – meist mit Hilfe des Windes – Hitze, Kälte, Feuchtigkeit oder Trockenheit in den Körper ein und bringen Infektionen hervor, Organschäden, Blockaden in den Gefäßen oder Geweben usw. Nun folgt ein ganz wichtiger Ausspruch für uns hier im Westen:

Den äußeren pathogenen Faktoren und den Krankheiten ist es dabei vollkommen egal, ob der Wind ein realer Wind ist oder einfach Stress.

„Viel Luft um nichts" relativiert sich nun wohl ein bisschen. Wir machen uns oft viel Stress, viel Druck und Anspannung, obwohl es eigentlich um nichts geht. Den Krankheiten ist es ganz egal, ob wirklich ein Wind um einen herum bläst oder ob man selbst einfach viel Wind um etwas macht. Viele Patienten beschreiben das so: „Ich habe viel Stress, aber den mache ich mir eh nur selber." Bedeutet das etwa, dass er – weil man ihn sich selbst macht – den Körper weniger stresst, dass dadurch weniger Wind entsteht? Leider nein!

Stress ist Stress, egal wie Sie ihn bewerten. Entscheidend ist, wie Sie bereits wissen, dass man den Stress im Körper nachweisen kann: entweder chinesisch in Puls und Zunge oder hier im Westen im Blut anhand der verschiedenen Stresshormone, anhand von Entzündungszeichen, hohen Blutzuckerwerten, einem hohen Cholesterinspiegel oder schlechten Leberwerten.

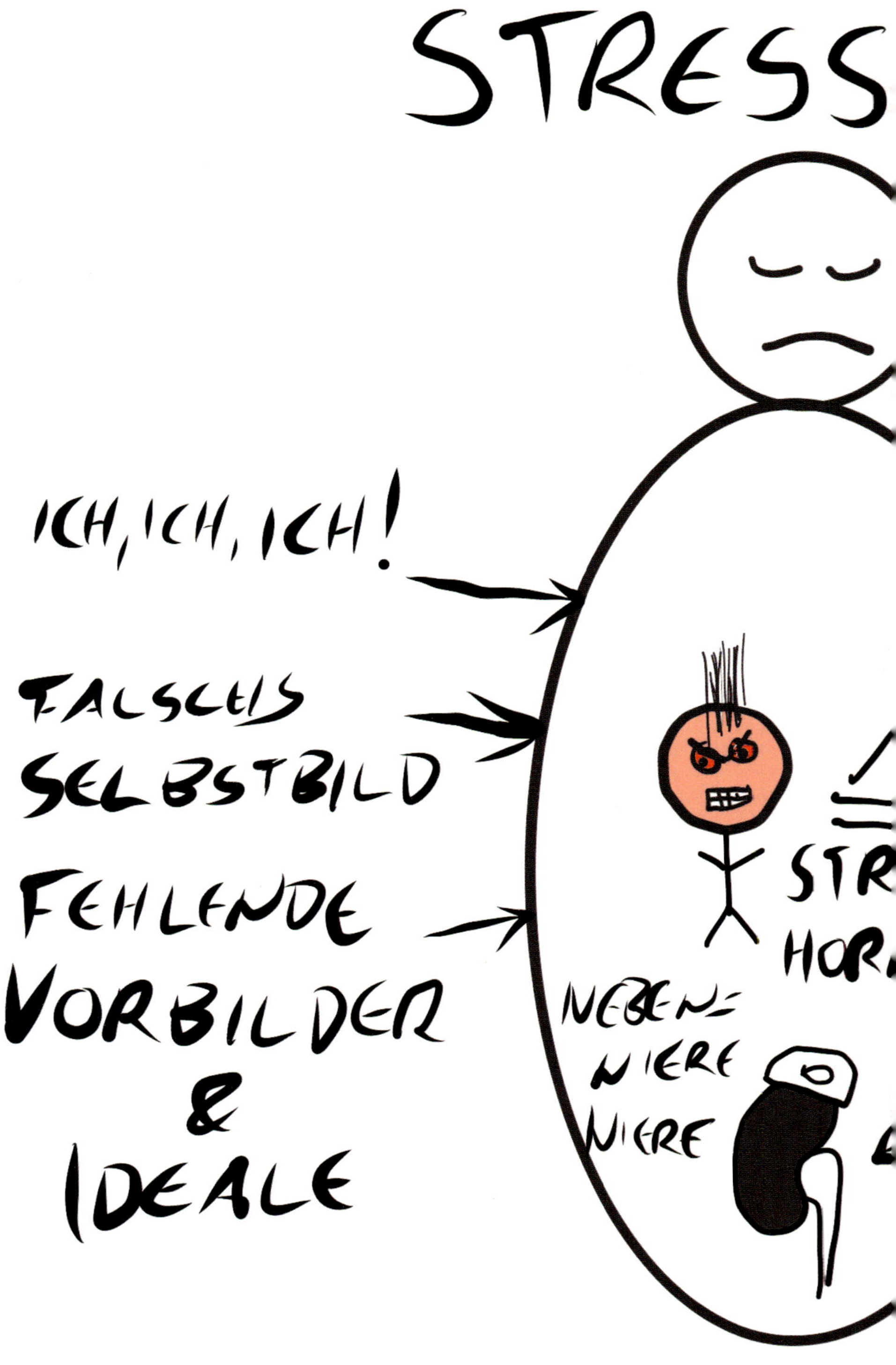
STRESS
ICH, ICH, ICH!
FALSCHES SELBSTBILD
FEHLENDE VORBILDER & IDEALE
NEBEN-
NIERE
NIERE

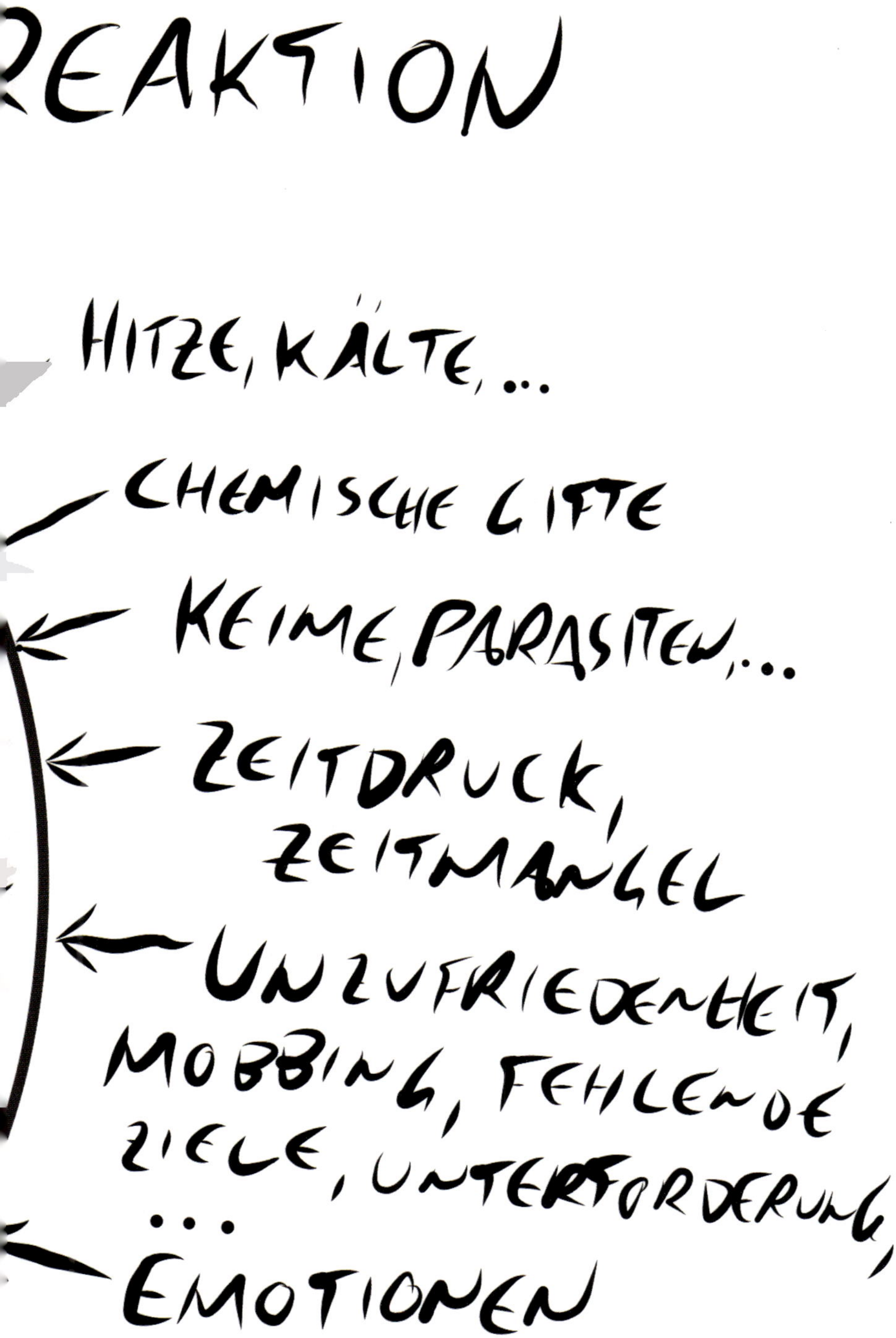
REAKTION
HITZE, KÄLTE, ...
CHEMISCHE GIFTE
KEIME, PARASITEN, ...
ZEITDRUCK,
ZEITMANGEL
UNZUFRIEDENHEIT,
MOBBING, FEHLENDE
ZIELE, UNTERFORDERUNG,
...
EMOTIONEN

Erinnern Sie sich auch an die westliche Definition von Stress, der ursprünglich aus der Materialkunde entlehnt wurde: **Stress ist eine Anpassungsreaktion eines Materials auf verschiedenste Einflüsse von außen**. Beim Menschen bedeutet die **Stressreaktion** die Anpassung des Körpers an Belastungen von außen und innen. Auch Stress chinesisch ist zurückzuführen auf verschiedene Einflüsse von außen, und zwar **unter dem Einfluss von Wind**.

Die Stressreaktion ist die Reaktion der Leber auf Wind.

Blättern Sie eine Seite zurück: In der Darstellung fasse ich zusammen, was wir bereits an Stressauslösern, sogenannten **Stressoren**, gesammelt haben.

Doch etwas ganz Entscheidendes haben wir noch nicht erwähnt. Erinnern Sie sich an die Aussage über die chinesische Leber:

Erstens: Die Leber sorgt für den glatten Fluss aller Dinge.
Zweitens: Die Leber verwaltet das Blut.

Den ersten Punkt haben wir schon besprochen: Die Leber muss alles im Körper **bewegen**. Das ist der „glatte Fluss aller Dinge". Wenn Sie sich nun körperlich und geistig täglich gut bewegen, nehmen Sie der Leber ihre Arbeit ab und diese kann sich entspannen. Viel bewegen bedeutet, den Hun zu entspannen. Dabei ist es wichtig, dass Sie sich bei der körperlichen und geistigen Bewegung selbst nicht anspannen. Die Bewegung soll sie einfach entspannen. Sie kennen das sicherlich: Nach der Arbeit sind Sie von dem vielen Stress müde und angespannt und dann gehen Sie laufen, und so nach etwa 20 Minuten merken Sie, dass die Energie zurückkommt und der Stress von Ihnen abfällt. Oder Sie sitzen am Abend nach einem stressigen Tag in Ihrem Wohnzimmer und lösen ganz entspannt die kniffligsten Kreuzworträtsel. Auf einmal haben Sie all den Ärger in der Arbeit vergessen. Das ist „geistige Bewegung". Als Konsequenz für Sie heißt das:

Bewegen, bewegen, bewegen! Geistig, körperlich, emotional, nicht stehenbleiben, sondern Stillstand vermeiden. Jede Bewegung ist besser als gar keine Bewegung, und das mit Freude, mit Spass und Entspannung und ohne Leistungsdruck!

Der zweite Punkt betrifft das Blut. Sie erinnern sich: Dem Hun geht es dann gut, wenn er in einer vollen Badewanne liegt. Überhaupt geht es allen Geistern gut, wenn viel Blut vorhanden ist und sie sich in ihren Badewannen in den jeweiligen Organen entspannen können. Dann sind alle Emotionen ausgeglichen und der Körper ist in seiner Mitte. Doch woher kommt das Blut? Wer sorgt dafür, dass immer genügend Blut vorhanden ist, damit alle entspannt bleiben? **Und was ist die Mitte?**

YIN

YANG ZUNGE

Pumpfunktion

Wärme HAUT

EMOTIONEN

TRAUER

NIERE

FREUDE

DIE *Mitte*

„Hundert Meilen von zuhause ist der Lebensstil anders. Tausend Meilen von zuhause sind die Sitten anders. Zehntausend Meilen von zuhause ist das Essen anders.“

CHINESISCHE WEISHEIT

DIE MITTE IM STRESS

Jetzt wird es so richtig chinesisch. Auf den Punkt gebracht: Sie sollten gut essen und gut atmen, damit Ihr Verdauungsapparat genügend **Qi** und **Blut** herstellen kann. Den gesamten Verdauungsapparat nennen wir chinesisch **Milz**. Diese, ein Vollorgan, arbeitet mit dem Hohlorgan **Magen** eng zusammen. Milz und Magen gemeinsam nennen wir **Mitte**.

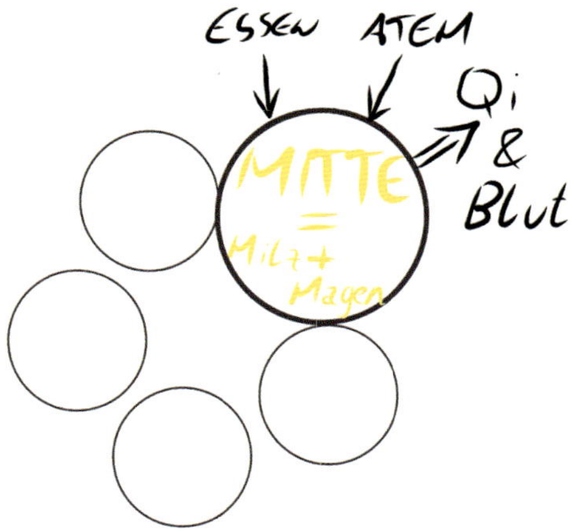

Sie wissen bereits: Qi ist die Energie, die im ganzen Körper gleichmäßig fließen soll, Blut ist die Substanz, die im ganzen Körper gleichmäßig fließen soll. Wer dieses gleichmäßige Fließen bewerkstelligt, wissen Sie bereits: **die Leber**. Chinesisch sagen wir: **„Die Leber sorgt für den glatten Fluss aller Dinge."**

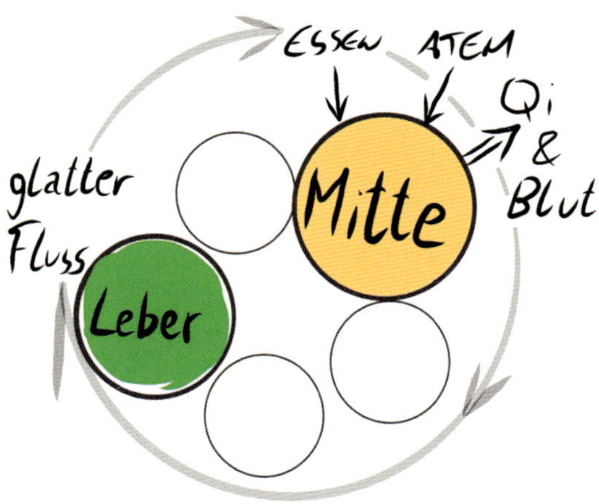

Wenn einmal eine **Notzeit** herrscht, eine Hungersnot etwa, wenn ganz schlechtes, minderwertiges Essen in den Körper gelangt oder wenn der Körper ganz viel Wind oder Stress ausgesetzt ist – Sie erinnern sich: **Stress verbraucht Blut** –, dann kann es sein, dass die Mitte nicht genügend Qi und Blut herstellen kann oder nicht mit der Produktion nachkommt. Qi und Blut werden dann Gefahr laufen, nicht mehr gut im Körper zu fließen. Das wird verschiedene Körperfunktionen einschränken und kann Blockaden, sogenannte Stagnationen, zur Folge haben. Vor allem aber wird die Leber über eine Stressreaktion alles daransetzen, genügend Qi und Blut für das Tagesgeschäft zur Verfügung zu haben. Glatt fließen kann etwas nur dann, wenn genug davon vorhanden ist. Dabei mobilisieren die Stresshormone aus der Nebenniere die **Reserven des Körpers**. Diese Reserven nennt man **Jing, die Essenz**, und sie werden in der (chinesischen) **Niere** gespeichert.

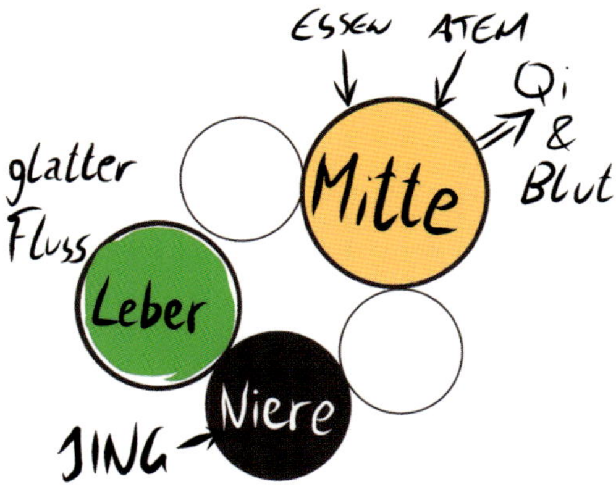

Dabei ist Jing der Sammelbegriff für **Yin** und **Yang**, welche in der Niere durch das **Nieren-Qi** zusammengehalten werden.

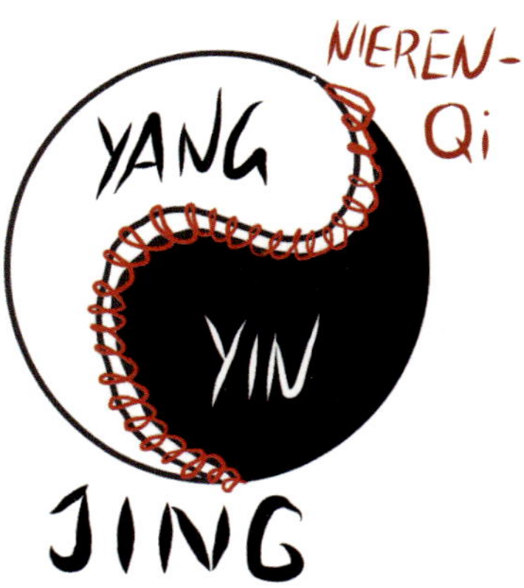

Abgesehen davon, dass die Niere ein Ausscheidungs- und Entgiftungsorgan ist wie in unserem westlichen Denken, speichert die Niere den Überschuss an Qi als **Yang** und den Überschuss an Blut als **Yin**. Yin und Yang sind also in diesem Zusammenhang **Speicherformen von Qi und Blut**.

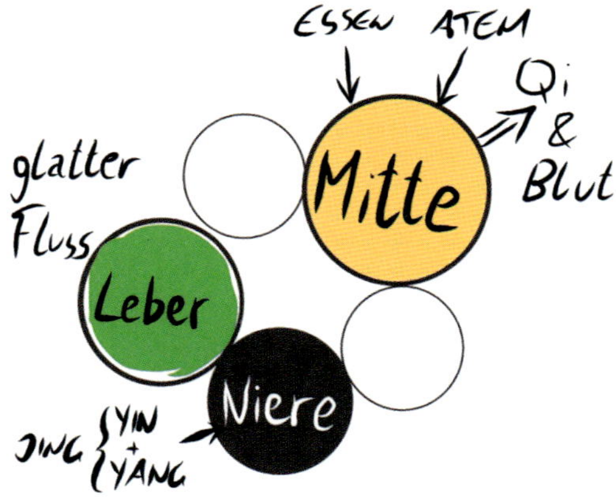

Yin entspricht der Materie, der Substanz, aus welcher die Organe aufgebaut sind. Die Niere verteilt das Yin des Körpers an alle Organe.

Yang entspricht der Wärme, die entsteht, wenn ein Organ seine Funktion ausführt. Yang wird dann auch mit der Funktion gleichgesetzt.

Nehmen wir zum Beispiel das Herz her. Die Materie des Herzens ist der Herzmuskel. Dieser entspricht dem Yin. Das Pumpen des Herzens ist seine Funktion. Dabei entsteht Wärme. Beides ist das Yang des Herzens.

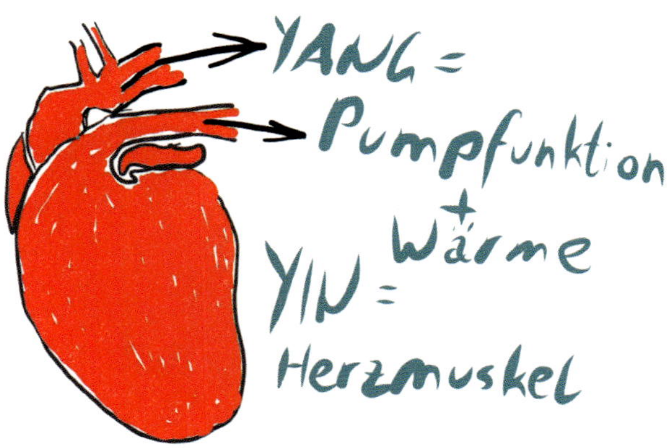

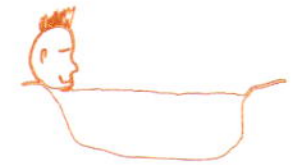

Dieses Prinzip gilt für alle Organe. Jedes Organ hat eine Materie und eine Funktion und immer entsteht dabei Wärme.

Die chinesische Niere nutzt alle Organe des Körpers, um dort Substanz (Yin) und Energie (Yang) zu speichern. Der Hauptspeicherort der Niere sind aber die **Knochen inklusive des Knochenmarks**. Wenn wir westlich an Knochen denken, denken wir an den Stützapparat, der aus Knochen, Sehnen, Bändern und Muskeln besteht. Wenn wir chinesisch an Knochen denken, sehen wir große Behälter für all die Eiweiße, Fette, Salze, Elektrolyte, Vitamine und Spurenelemente, die dort aufbewahrt werden. Westlich gesehen findet im Knochenmark die Blutbildung statt, chinesisch ebenso, aber hier entsteht das Blut aus dem **Reservestoff Yin**. Dieses Blut ist sozusagen viel wertvoller, weil es erst dann mobilisiert wird, wenn die Mitte es nicht mehr schafft, selbst genügend Blut herzustellen. Genau das ist das Problem von Stress.

Stress geht an die Nieren.

Das sagt man ja auch bei uns. Das bedeutet, dass durch die Stressreaktion Substanz im Körper abgebaut wird. Hält der Stresspegel längere Zeit an, werden die Muskeln immer schwächer, die Haut wird immer dünner und die Knochen werden immer filigraner. All das sind Effekte, welche durch das Stresshormon **Cortisol** aus der Nebennierenrinde verursacht werden.

Chinesisch sagen wir: **„Die Niere ist die Mutter der Leber.“** Wenn es der Niere gut geht und die Reserven von Yin und Yang voll sind, geht es auch der Leber gut. Da genügend Blut vorhanden ist, macht ihr der normale „Wind des Lebens“ keine Probleme. Ist die Niere jedoch schwach, weil man schon von Geburt an eine geschwächte Niere mitbekommen hat (Jing-Mangel) oder weil man seine Nieren-Reserven bereits vorzeitig verbraucht hat, wird sie in Notzeiten, wenn die Mitte nicht genügend Qi und Blut produzieren kann, nicht einspringen und keine Reserven mobilisieren können. Wir sagen, dass dann das Problem, die Erkrankung, eine Ebene tiefer rutscht, nämlich von der Qi-Blut-Ebene in die Yin-Yang-Ebene.

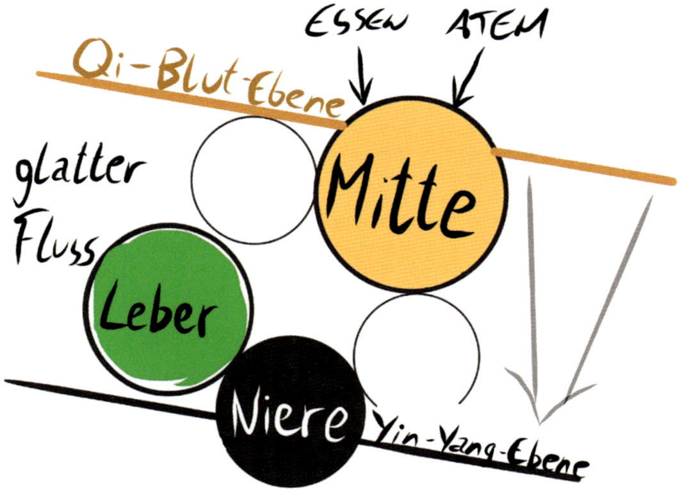

Bei Krankheiten bedeutet das meist, dass diese von akut zu chronisch fortschreiten.

Nun bleiben die großen Fragen: Wie kann ich das vermeiden? Was muss ich tun, damit ich genug Blut und Qi habe, damit der Körper nicht leicht unter Stress gerät und auch nicht an seine Reserven (Yin und Yang) muss?

Dazu ergänze ich noch unsere Skizze der **Stressoren**, der Stressauslöser für unseren Körper:

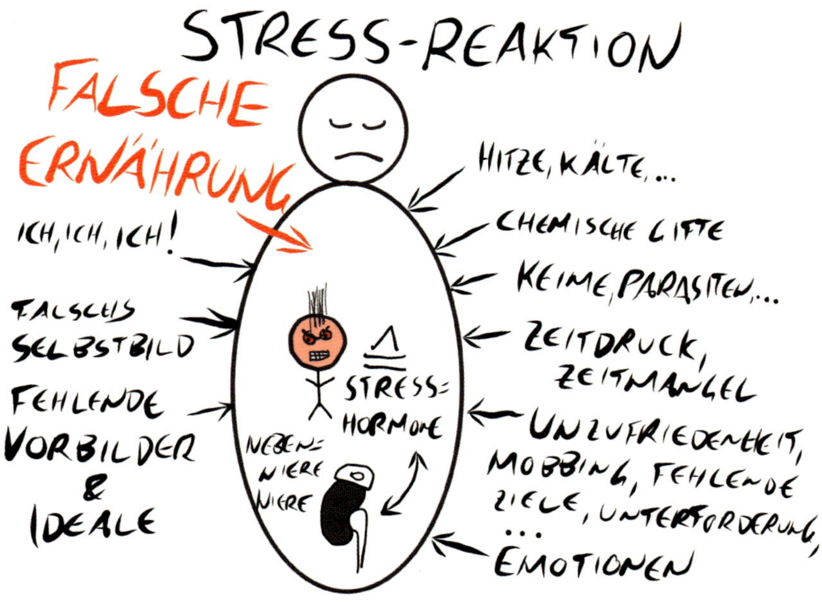

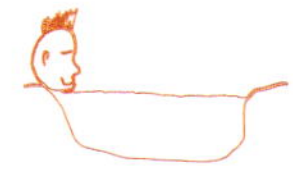

Sie fragen sich jetzt vielleicht: Was hat Stress mit Ernährung zu tun? Die chinesische Antwort: **Alles!** Wenn Sie sich richtig und gut ernähren, hat die Mitte genügend Qi und Blut, um all ihre Aufgaben im Körper zu erledigen. Und das sind wahrlich viele! Zunächst einmal bedeutet Mitte alles, was mit **Stoffwechsel** zu tun hat, und zwar in jeder einzelnen Zelle Ihres Körpers. Sie essen. Das Essen wird im Magen vorzerlegt, im Dünndarm gänzlich in die Einzelbestandteile Eiweiß und dann Aminosäuren, Fett, Zucker, Spurenelemente und Vitamine zerlegt und vor allem im Dünndarm aufgenommen. Im Dickdarm werden dann noch Wasser, Vitamine und Elektrolyte resorbiert, also aufgenommen. All diese zerlegten Teile gelangen ins Blut und schwimmen zu jeder einzelnen Zelle in Ihrem Körper. Das Gleiche passiert mit dem Sauerstoff, den Sie atmen. Er wird über die Lunge aufgenommen, im Blut an den roten Blutfarbstoff Hämoglobin gekoppelt und zu jeder einzelnen Zelle Ihres Körpers transportiert. Jede einzelne Zelle Ihres Körpers nimmt sich nun die Nahrung in Form der zerlegten Einzelteile und verdaut sie, das heißt, verbrennt sie mit Hilfe des Sauerstoffs, den sich die Zelle auch aus dem Blut fischt. Dabei wird Energie frei, die die Zelle nutzt, um ihre Aufgaben erfüllen zu können, unter anderem auch, um Substanz aufzubauen. Die Reste dieser Mahlzeit der Zelle gelangen nun über das Blut zum Entgiftungsorgan Leber, zum Ausscheidungsorgan Niere sowie zur Lunge. So wird fleißig entgiftet, ausgeschieden und CO_2 abgeatmet. Mit dem nächsten Atemzug vollführen Sie dann wieder das gleiche Wunder. **All das ist Ihr Stoffwechsel. All das bewerkstelligt, chinesisch gedacht, Ihre Mitte.**

Die Voraussetzung dafür, dass es all diesen Organen, sprich Magen, Dünndarm, Dickdarm, Leber, Niere, Lunge sowie allen Zellen des Körpers, gut geht, sind ein gutes Essen und eine gute Atmung.

Die Mitte hat selbst ein Kind, die **Lunge**. Diese ist, körperlich gesprochen, für die Atmung zuständig, hat aber, chinesisch gedacht, vor allem die Funktion, sich um die gesamte Haut, das Immunsystem und, zusammen mit der Niere, um den Wasserhaushalt zu kümmern.

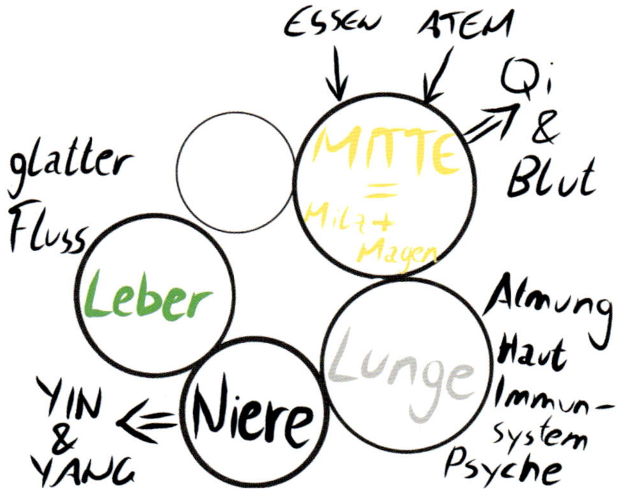

Geht es der Mitte gut, dann geht es auch der Lunge gut. Die Erfahrung der letzten 25 Jahre lehrt mich, dass bei uns hier im Westen Lungenprobleme fast immer ein Problem der Mitte sind, also der Mutter der Lunge. Geht es der Mitte nicht gut, kümmert sie sich schlecht um ihr Kind, dieses sitzt dann vernachlässigt in der Ecke und **Trauer und Traurigkeit** dominieren. Dazu kommen auch noch Atembeschwerden, Störungen des Immunsystems oder Hautprobleme. Wieder geht es darum, sich zunächst einmal gut zu ernähren.

Um die fünf Vollorgane, die den fünf Elementen entsprechen, voll zu machen, fehlt uns nun noch das **Herz**. Das Herz pumpt einerseits das Blut durch den Körper, wie in unserem westlichen Denken auch, aber vor allem beherbergt es den **Geist Shen**. Dieser steht für die Lebensfreude und alles, was uns in unserem Leben Spaß bereitet. Damit ist das Herz die Krönung im Körper, weil die Lebensfreude allem in unserem Leben einen Sinn gibt. Dabei braucht der Shen ganz viel Blut, damit er, oben in seiner Herzbadewanne, selbst auch noch genug Blut bekommt. Viel Blut im Körper und ein strahlender Shen sind einfach nicht zu übersehen: strahlende Augen, ein Lächeln oder ein Lachen auf den Lippen, wunderschön glänzendes Haar, reine, rosige Haut und im Gesamten eine Ausstrahlung, die einen berührt und mitreißt.

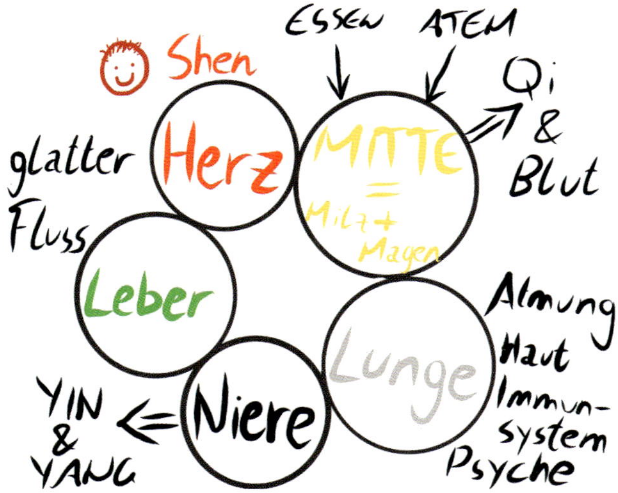

Wenn man viel Stress hat und ständig unter Stress steht, ist das Erste, was sich verabschiedet, der Shen. Viel Stress, ein wütender Hun, schlägt als Nächstes auf die Mitte, hemmt die Verdauung, den Stoffwechsel und schädigt den Magen. Wir nennen das **„Leber attackiert die Mitte"**. Durch all die Verdauungsprobleme (mit dem Gefühl, nicht verdauen zu können, Aufgedunsenheit, Geblähtheit, Verstopfung oder Durchfall) kommen dann die **Müdigkeit** durch den Qi-Mangel und die **innere Fahrigkeit** durch den Blut-Mangel dazu.

Leber attackiert die Mitte führt zu einer müden Mitte. Stress beeinträchtigt also den gesamten Verdauungsapparat.

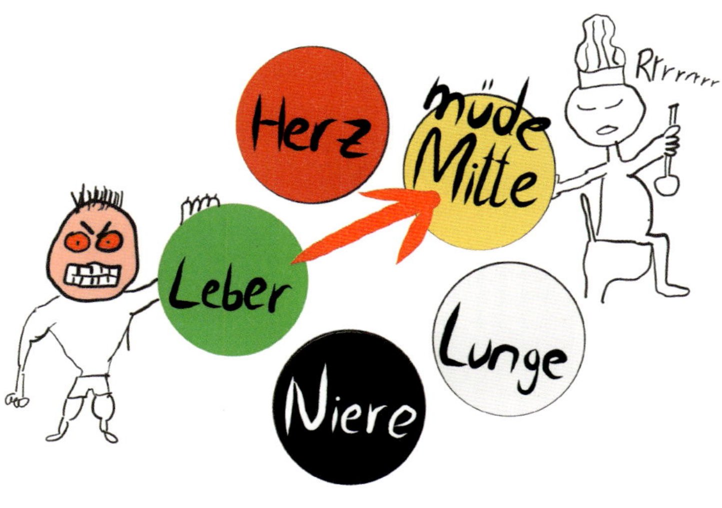

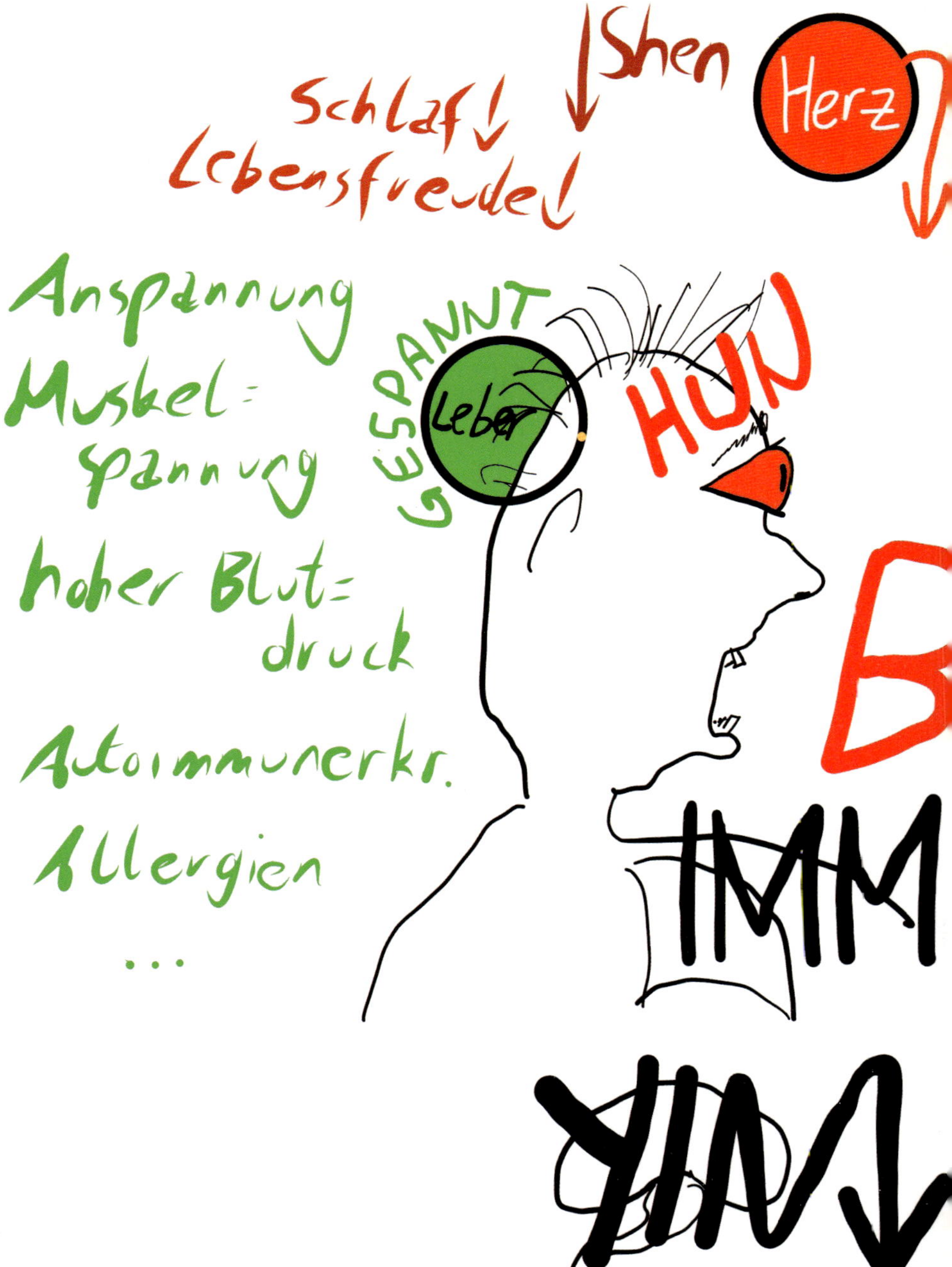
Shen
Herz
Schlaf
Lebensfreude
Anspannung
Muskel=
spannung
hoher Blut=
druck
Autoimmunerkr.
Allergien
...
GESPANNT
Leber
HUN
B
IMM
YIN

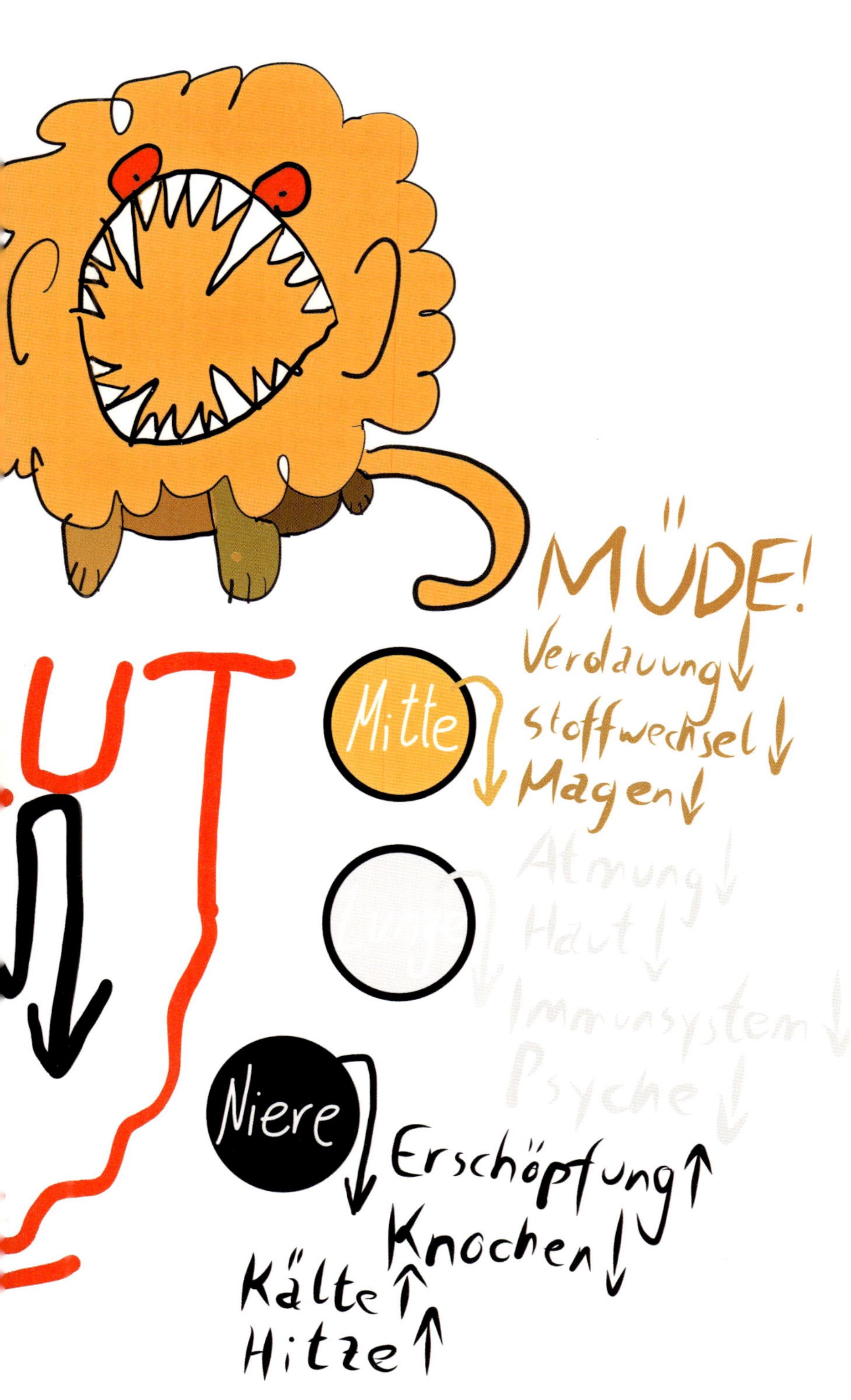

MÜDE!
Mitte
Verdauung↓
Stoffwechsel↓
Magen↓
Atmung↓
Haut↓
Immunsystem↓
Psyche↓
Niere
Erschöpfung↑
Knochen↓
Kälte↑
Hitze↑

Als Nächstes schlägt die Leber **auf die Lunge**, hemmt die Atmung, das Immunsystem, verschlechtert das Hautbild und lässt die Psyche in den Keller rattern. Und zu guter Letzt geht einem dann alles **an die Nieren**: Es folgen Erschöpfung, Burnout, Hitze-Erscheinungen durch den Yin-Mangel, Kälte-Erscheinungen durch den Yang-Mangel, schwache Knochen und Osteoporose durch den Abbau des Jings und alles wird chronisch, alles wird schlimmer. So der Lauf der Dinge, wenn man sich für ein dauerhaftes Leben im Windkanal entscheidet oder es sich dauerhaft vor einem brüllenden Löwen bequem macht. Daher fangen wir bei der Mitte an! Wenn die Mitte so richtig stark ist, hat der Hun mit all seinem Wind schweres Spiel. Sie kennen das Sprichwort „Hunde, die bellen, beißen nicht!". Meist ist der Hun ein bellender Hund, und wenn die Milz kurz zurückbrüllt, „Nicht mit mir!", weil sie wieder voller Kraft ist, gibt er schon wieder Ruhe, legt sich in seine leere Badewanne und wartet geduldig, bis das Blut kommt – wenn es denn kommt.

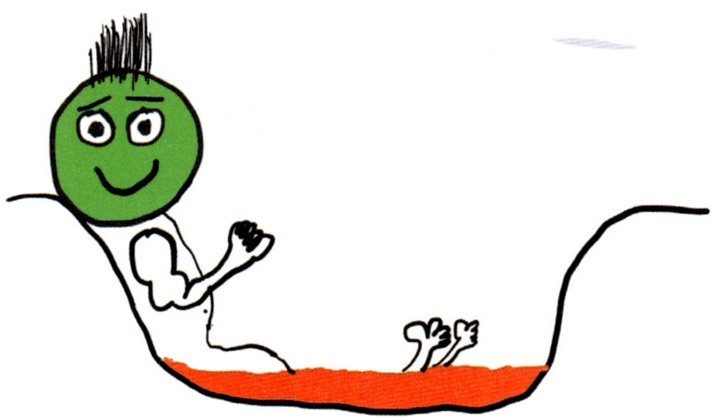

HEILE DIE MITTE!

„Der Mensch hat dreierlei Wege,
klug zu handeln:
erstens durch Nachdenken,
das ist das Edelste,
zweitens durch Nachahmen,
das ist das Leichteste,
und drittens durch Erfahrung,
das ist das Bitterste."

KONFUZIUS

Aus der Sicht der **Leber** geht es zunächst darum, sich so zu ernähren, dass überhaupt kein Stress entsteht, weder durch die Art der Essenseinnahme noch durch die verzehrten Lebensmittel und Getränke. Stress, Anspannung und Hektik führen dazu, dass die Leber angespannt ist. Wir erkennen das an einem schnellen, angespannten Puls und geröteten Rändern an der Zunge.

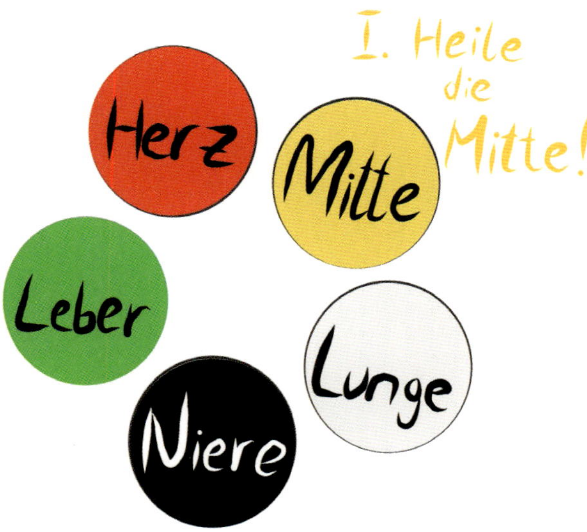

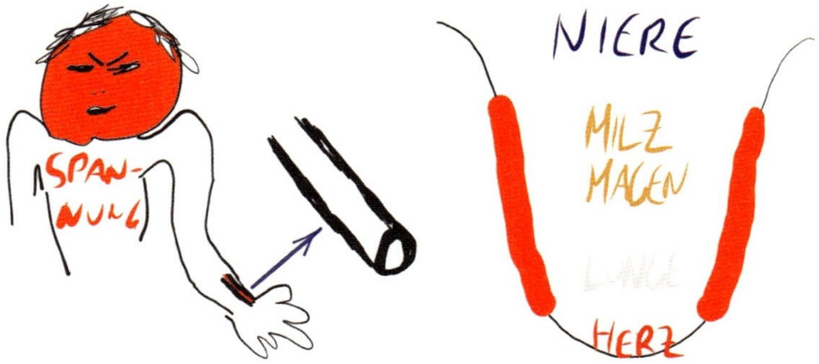

In dieser angespannten Situation werden Stresshormone freigesetzt und der Sympathikus wird aktiviert. Beides zielt darauf ab, jemanden für eine Kampf- oder Flucht-Reaktion (auf Englisch: „fight or flight") vorzubereiten: Alle Muskeln werden angespannt, auch um zu zeigen, wie stark man ist, man verharrt in einer aufgeplusterten Einatemstellung, um sich wie ein Pfau groß und breit zu machen. Dann kommt noch der hohe Blutdruck dazu mit roten Augen und rotem Gesicht, um dem Feind zu demonstrieren, wie viel Blut man hat und wie viel Kraft man hervorkramen kann. Verdauungsgeräusche, Blähungen, ein Hungergefühl oder eine reguläre Verdauungsleistung würden in diesem Moment des Imponiergehabes nur ablenken und stören. Die Milz wird in ihrer Funktion also unterdrückt, der Koch quasi in der Küche eingesperrt.

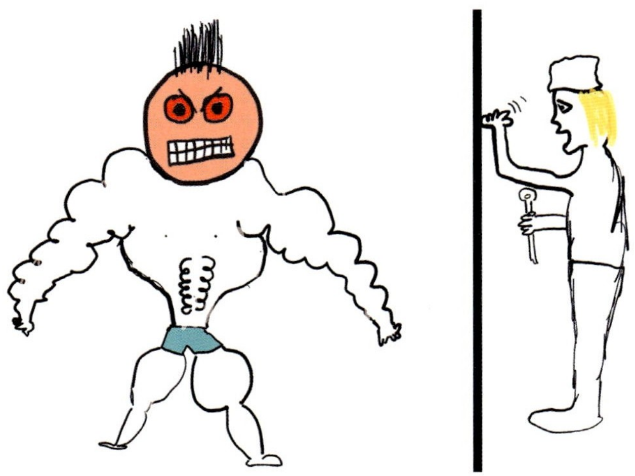

„Lieb sein zur Mitte“ bedeutet, alles zu tun, damit es unserem Verdauungsapparat gut geht, unser Stoffwechsel gut funktioniert, genügend Qi und Blut vorhanden sind und unser Körper keine Reserven anknabbern muss, sondern im Gegenteil Reserven als Yin und Yang in der Niere anlegen kann und damit unser Körper keinem Stress durch irgendwelche Nahrungsbestandteile ausgesetzt wird.

Ihr Essen soll Ihren Körper nähren, entspannen und ihm jeglichen Stress ersparen.

Tatsache ist, dass Sie den Wind Ihres Alltags viel besser aushalten, wenn Sie sich gut ernähren. Tatsache ist auch, dass die schlimmsten Stressoren für unseren Körper und unsere Gesundheit bestimmte Nahrungsmittel sind. Unser Ziel ist es, ein möglichst stressfreies und glückliches Leben zu führen. Wenn wir schon einen gewissen Stresspegel nicht vermeiden können, soll er unserem Körper zumindest nichts anhaben können!

Ich fasse nun die wichtigsten Punkte zusammen, die Ihnen zeigen, wie Sie zu Ihrer Mitte lieb sein können.

Zehn Punkte, um lieb zu sein zur Mitte

„Reden kocht keinen Reis.“

CHINESISCHE WEISHEIT

1. Bitte nehmen Sie sich genügend Zeit, um in aller Ruhe zu essen.

Dieser Punkt klingt so banal, und doch beinhaltet er genau das Problem, das wir hier im Westen oft mit dem Essen haben: Wir nehmen uns keine Zeit, um in Ruhe zu essen. Wir geben dem Essen nicht die Wertigkeit, die es verdient. In früheren Zeiten hat man das Arbeiten als „Broterwerb“ bezeichnet. Man hat gearbeitet, um sich sein Brot zu verdienen. Wenn man dann den Lohn für eine getane Arbeit erhielt, war man selig, sich eine

Mahlzeit leisten zu können. Mit welcher Freude und Hingabe hat man diese dann wohl verspeist … Wenn man sein Essen richtig genießen möchte, nimmt man sich viel Zeit, um die einzelnen Geschmacksrichtungen in aller Ruhe zu genießen und um die wunderbare Komposition von Lebensmitteln, vielleicht durch einen kreativen Kochvorgang miteinander vereinigt, in all ihren Einzelheiten wahrzunehmen. Das geht nur, wenn man langsam isst.

Damit Sie dieses langsame Essen wirklich genießen können, sollten Sie ausgezeichnete Lebensmittel verwenden und diese selbst behutsam zubereiten. Das **Kochen** und das **Essen** sollten in Ihrem Leben einen hohen Stellenwert bekommen. Nur wenn Sie selbst kochen, wissen Sie zu 100 Prozent, was drinnen ist. Dann genießen Sie, nehmen Sie sich die Zeit, zünden Sie sich eine Kerze an, decken Sie den Tisch wunderschön, machen Sie sich vielleicht eine angenehme, leise Musik und dann zelebrieren Sie Ihre Mahlzeit. Falls Sie das zeitlich nicht immer so perfekt schaffen, reduzieren Sie es auf **langsames und achtsames Essen**. Achtsam zu essen bedeutet, jeden Bissen im Mund wahrzunehmen, während des Essens mit den Gedanken beim Essvorgang zu bleiben und nicht schon an das Danach zu denken. Sie werden bemerken, dass man automatisch weniger isst, wenn man achtsam isst, dass man rechtzeitig aufhört, bevor man sich überisst, weil man ja auch wahrnimmt, wie gut einem das Essen tut, und den Zeitpunkt spürt, ab dem das eben nicht mehr so ist. Erinnern Sie sich an die ersten Worte in diesem Buch über Thich Nhat Hanh und sein fortwährendes langsames Gehen. **Langsamkeit ist der Feind von Stress und Wind.** Das gilt auch und vor allem beim Essen.

Man kann es auch noch chinesischer ausdrücken: **Alles, was im Magen ankommt, sollte eine körperwarme Suppe sein.**

Sie können so lang kauen, bis Ihr Essen dadurch zu einer Suppe wird. So verdauen Sie auch Rohes oder schwer Verdauliches halbwegs im Mund vor und der Magen hat dann leichteres Spiel. Wenn Sie die Zeit dazu nicht haben, müssen Sie gleich eine Suppe essen. Unterm Strich muss das Ergebnis, das im Magen ankommt, eine Suppe sein. So sparen Sie ganz viel Magen-Qi, was Ihrem ganzen Körper zugutekommt. Außerdem entlastet es Ihren Magen, vor allem auch dann, wenn dieser durch Stress, Kaffee & Co. ohnehin schon am Limit seiner Belastungsfähigkeit ist.

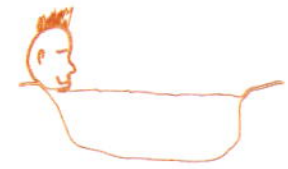

Wenn Sie einmal so richtig „Abfall-Essen“ – also Junkfood – essen wollen, kauen Sie so lange, dass auch der „Abfall“ als körperwarme Suppe in Ihrem Magen ankommt! Wenn Sie in aller Ruhe langsam und ohne Stress Ihr Essen kauen, gelangt der Speisebrei gut dosiert und langsam in den Magen-Darm-Trakt. Er wird dann auch gut dosiert und langsam im Blut aufgenommen, sodass auch Zucker – wie Fruktose und Saccharose – langsamer aufgenommen wird, als wenn Sie diesen schnell essen. Der Insulinspiegel im Blut wird dadurch langsamer und weniger stark ansteigen, weil in diesem Fall nie so viel Insulin auf einmal gebraucht wird. In der Folge hat der Körper weniger Stress, was Sie selbst daran merken, dass Sie zum Beispiel keinen Heißhunger auf Süßes mehr bekommen, und das sieht man an Ihrem Shen, in Ihrem Gesicht: **Slow is beautiful.**

2. Das Essen soll Ihnen Freude bereiten. Das Essen soll Ihnen schmecken.

Denken Sie daran, was zuerst im Körper verschwindet, wenn Sie im Windkanal oder vor dem Löwen stehen: der **Shen**, der Geist des Herzens. Wenn Sie es schaffen, in Ihren Alltag drei Mahlzeiten zu integrieren – morgens, mittags und abends – bei denen Sie jeweils vor Freude strahlen, haben Sie schon ganz viel gegen Ihren allgemeinen Stresspegel getan.

Freude vertreibt Wut. Denken Sie zum Beispiel an folgende Situation: Sie sind wegen irgendeiner Sache wütend, könnten jemandem wie man sagt „den Kopf abreißen“. Nun tritt ein guter Freund an Sie heran und erzählt Ihnen einen Witz. Zunächst werden Sie sich sträuben zuzuhören. Zu bestimmend ist in diesem Moment Ihre Wut, viel zu wichtig Ihre Kränkung. Aber dann schaffen Sie es doch zuzuhören, und – vorausgesetzt, der Witz ist wirklich gut – plötzlich fangen Sie an zu lachen und Ihre Wut ist wie weggeblasen. Durch das Lachen haben Sie ein bisschen Distanz zu Ihrem Hun geschaffen und können ihn nun etwas gefasster betrachten.

Ein weiterer wichtiger chinesischer Leitsatz lautet: **Das Essen dient der Gesunderhaltung.**

Diese beiden Leitsätze müssen wir unter einen Hut bekommen: Einerseits soll das Essen Basis unserer Gesundheit sein, andererseits soll es uns Freude bereiten und unseren Shen zum Strahlen bringen. Ist das möglich? Ja, ganz bestimmt! Ein Schlüsselwort ist **Qualität.** Verwenden Sie sehr hochwertige

Lebensmittel, auch wenn Sie dafür ein wenig mehr bezahlen. Es schmeckt besser und ist gesünder. Ein weiteres Schlüsselwort ist **Verzicht**. Wenn Sie sich gewisse Dinge nur einmal die Woche gönnen, hat das eine ganz andere Wertigkeit, als wenn Sie es täglich essen. Das beste Schnitzel täglich gegessen ist bald kein Festmahl mehr, sondern einfach nur normal. Noch ein Schlüsselwort ist **Kreativität**, und wenn Sie einen aktiven und starken Hun haben, wissen Sie ja, dass dieser die Basis für jede Form von Kreativität ist. Seien Sie kreativ beim Besorgen von Lebensmitteln, beim Kochen, beim Anrichten sowie dabei, Menschen mit Ihren Kreationen zu überraschen und ihnen Freude zu bereiten. Das gilt in Beziehungen vor allem für jenen Partner, der bisher kaum oder gar nicht gekocht hat. Überraschen Sie Ihren Partner, Ihre Partnerin! Er oder sie wird danach auch sicherlich sehr inspiriert sein, Sie mit neuen Kreationen zu verwöhnen. Sie wissen, **Liebe geht durch den Magen**, und das Ganze schön langsam und mit Genuss!

3. Bitte essen Sie täglich ein gekochtes, warmes Frühstück, starten Sie entspannt in den Tag, nehmen Sie sich Zeit, um in die Gänge zu kommen!

Jetzt geht es darum, die Mitte so zu stärken, dass die Leber sie nicht einfach angreifen kann. Je stärker die Mitte ist, desto mehr Qi und Blut sind vorhanden und desto weniger beeinträchtigt uns der Stress. Dabei gilt es vor allem, in der Früh drei große Fehler zu vermeiden:

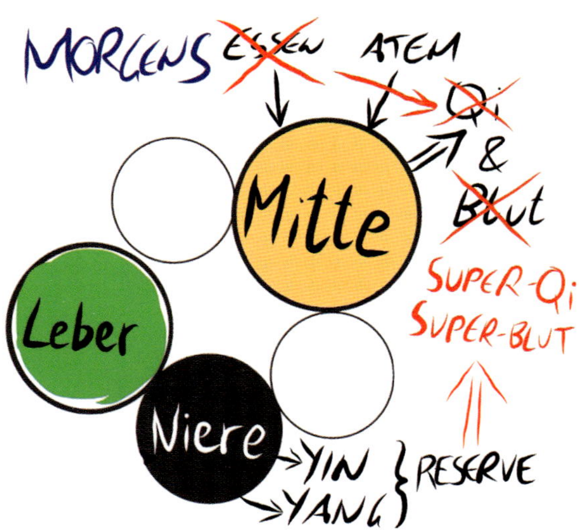

Erstens: Sie essen morgens nichts. Das bedeutet für die Mitte, dass sie kein Qi oder Blut herstellen kann. Der Körper braucht aber unbedingt Qi und Blut, um zu funktionieren, damit Sie sich bewegen können und damit Sie denken können. Also werden die wertvollen Reserven der Niere, Yin und Yang, verwendet, um banales Alltags-Blut und Alltags-Qi herzustellen. Der ganze Körper schaltet auf Reserve, nur weil Sie in der Früh nichts gegessen haben.

Das ist so, als würden Sie morgens **immer** mit leerem Tank mit Ihrem Auto losfahren und **immer** darauf vertrauen, dass noch genügend **Reserve** vorhanden ist.

Zweitens: Sie essen morgens ein rohes Müsli mit Milch, Joghurt und rohem Obst. Dieses Frühstück ist kein Problem, wenn Sie sich danach für ein bis zwei Stunden hinlegen. So lang dauert es nämlich, bis Ihre Mitte dieses Essen zerlegt, erwärmt (unsere Verdauungsenzyme benötigen nämlich 37 °C, um arbeiten zu können), aufgespalten und aufgenommen hat, um daraus endlich Qi und Blut herzustellen.

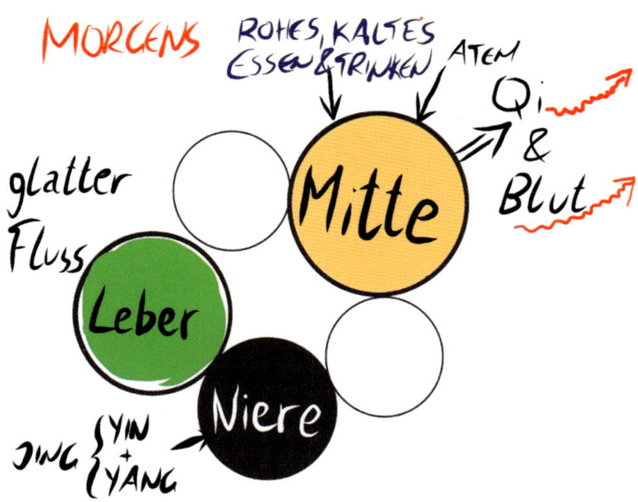

Drittens: Sie stürmen in der Früh, gleich nach dem Aufstehen, aus der Wohnung, besorgen sich an irgendeiner Ecke ein „schnelles Sandwich", schlingen es noch mit einem kalten Energydrink in der U-Bahn oder am Weg dorthin hinunter. Was glauben Sie, denkt Ihre Mitte darüber? „Na super! Der arme Magen, der ja all die Nahrung in Ruhe zerkleinern sollte, bekommt riesige Brocken zu verdauen, und das noch dazu kalt und unter Stress. Da liegt das Essen dann sicherlich für Stunden unverdaut im Bauch herum." Schon wieder werden die wertvollen Reserven der Niere missbraucht, um das Alltagsgeschäft zu erledigen.

Aber wie oft kann man in der Früh mit leerem Tank losfahren? Irgendwann ist auch diese Reserve aufgebraucht und das Problem „rutscht eine Ebene tiefer". Wenn die Niere sich nicht gut fühlt, wie fühlt sich dann ihr Kind, die Leber? Wenn morgens nicht gleich genügend Qi und Blut vorhanden sind, wie fühlt sich dann der Hun in seiner leeren Badewanne, **vor allem morgens**, wenn vielleicht schon der Arbeitsweg mit Stress und Hektik beginnt?

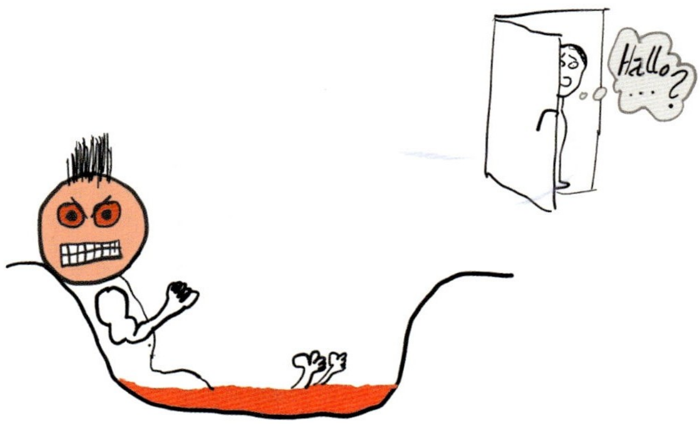

Ein Getreidebrei mit Obst (ideal mit Hafer, dieser gibt viel Kraft und ist glutenfrei), Getreide mit Gemüse, eine Suppe, aber auch italienische Antipasti (Oliven, getrocknete Tomaten, eingelegtes Gemüse – ist auch nicht roh), Spiegelei mit Polenta, (glutenfreie) Pancakes, was auch immer! Beginnen Sie den Tag gut und warm und nehmen Sie sich die Zeit, um in aller Ruhe noch zu Hause zu frühstücken. Der Bauch, Ihre Mitte, fühlt sich einfach ganz anders an, viel entspannter, wenn er mit Wärme und inneren Streicheleinheiten befüllt wird. Die Mitte wird es Ihnen danken und gleich einmal genügend Qi und Blut herstellen. Das werden Sie daran bemerken, dass Sie morgens viel Energie haben, um in Ihren Tag zu starten, und Sie nicht so schnell etwas aus dem Gleichgewicht bringt, weil Sie entspannt sind. Volle Badewanne, entspannter Hun, der Wind des Tages kann kommen.

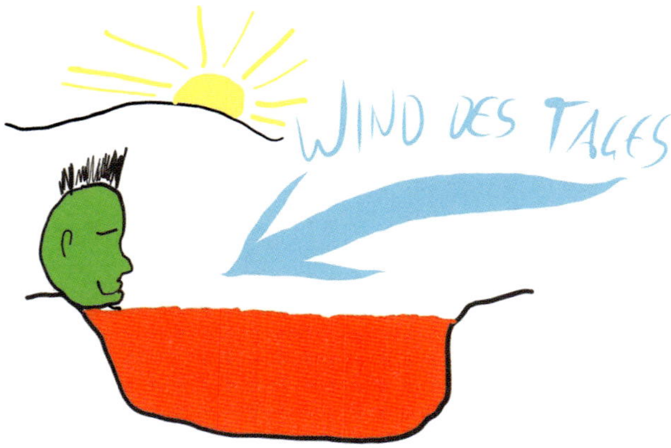

4. Bitte essen und trinken Sie generell regelmäßig warm!

Die Betonung liegt hier sowohl auf **regelmäßig** als auch auf **warm**. Bei „regelmäßig“ muss ich immer an unsere Pferde denken: Ich hatte das große Glück, unweit von Wien auf dem Land aufzuwachsen. Das Dorf, aus dem ich komme, hatte etwa 500 Einwohner und 100 Pferde. Es lag also auf der Hand, dass wir auch Pferde hielten. Wir hatten fünf Pferde in unserem Stall. Vier davon waren sogenannte Einstellpferde, die bei uns lebten, aber uns nicht gehörten, und ein eigenes Pferd. Da ich der Reiter in der Familie war, war es auch meine Aufgabe, die Pferde, alle fünf, zu betreuen. Die Pferde kannten mich gut und verließen sich auf mich. Wochentags kam ich jeden Morgen um sechs Uhr in den Stall und fütterte die Pferde. Mein Ritual war es, zu jedem einzelnen Pferd hinzugehen, ihm sein Futter zu geben und ihm einen guten Morgen zu wünschen. Die Pferde strahlten eine Ruhe und Fröhlichkeit aus, die ich mir gleich für meinen eigenen Tag mitnahm.

Am Sonntag wollte ich mich dann meistens ausschlafen und schaffte es daher nicht, die Pferde schon um sechs Uhr zu füttern. Also kam ich erst um sieben Uhr oder halb acht Uhr in den Stall. Da strahlten die Pferde dann keine Ruhe und Fröhlichkeit aus, sondern wetzten schon ungeduldig in ihren Boxen herum, waren angespannt und nervös. Sie verließen sich doch darauf, dass ich regelmäßig in der Früh, um dieselbe Zeit, kam, um ihnen ihr Futter zu geben. Diese eine Stunde später machte sie schon angespannt und nervös. Auch bekam ich nicht ihre Ruhe und Fröhlichkeit, um gut in den Tag starten zu können. Gott sei Dank erbarmte sich manchmal meine Mutter und stand auch am Sonntag um sechs Uhr auf, um die Pferde zu füttern.

Das meine ich mit „regelmäßig". Unsere Mitte verlässt sich auf uns, so wie meine Pferde sich auf mich verlassen haben. Sie vertraut darauf, dass wir sie regelmäßig füttern. Dann kann sie sich entspannen, in aller Ruhe ihrem Tagwerk nachgehen und weiß, dass sich alles gut ausgeht. Wenn Sie ihr das Essen zum Beispiel immer zu einer anderen Zeit geben, kann die Milz überhaupt nicht vorplanen und kommt mit ihrem Tagwerk vollkommen durcheinander. Was bedeutet es, dass die Pferde schon so nervös waren? Die Pferde hatten **Stress**, und Stress bedeutet Wind, und die Leber und ihr Geist, der Hun, hassen Wind.

Das heißt, die Pferde hatten schon in aller Früh, bevor sie noch irgendetwas getan hatten, Stress. Denn: **Unregelmäßig essen bedeutet Stress.**

„Warm" bedeutet gut zubereitet, nicht roh, sondern verarbeitet. Etwas warm machen kann man durch Kochen, Braten, Backen, Dünsten, Garen, aber auch Vergären, Trocknen und Einlegen. Wichtig ist, dass das Essen dadurch bereits **vorverdaut** ist, sodass Magen, Dünndarm und Dickdarm leichtes Spiel haben und nicht ihre ganze Energie in das Zerlegen, Zerkleinern, enzymatische Aufspalten und Aufnehmen stecken müssen. Im Gegenteil: Unterm Strich soll positiv bilanziert werden können. Es soll deutlich mehr Energie, chinesisch Qi, und Substanz, chinesisch Blut, übrig bleiben, als beim Verdauungsakt „hineingesteckt" wurde. Dann ist die Mitte kräftig und es ist genügend Blut vorhanden, um die Leber zu entspannen. So kann gar nicht so viel Stress im Körper aufkommen.

Warm essen bedeutet, unserer Mitte das Leben deutlich zu erleichtern. Was haben Sie von dem gesündesten rohen Salat und den gesündesten rohen Gemüsen, wenn Ihre Mitte zu erschöpft ist, diese zu verdauen? All die gesunden Vitamine, Spurenelemente, Nahrungsinhaltsstoffe, nur für einen gesunden Stuhl?

Daher empfiehlt es sich in Zeiten wie diesen, in unserer Gesellschaft, in der Stress an der Tagesordnung steht und dadurch ständig unsere Mitte und damit unser Stoffwechsel geschwächt werden, der Mitte zu helfen, ihr Starthilfe zu leisten und dann mit der neu gewonnenen Kraft von all dem **Qi** und **Blut** etwas gegen dieses stressige Leben zu tun.

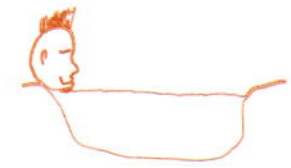

Das heißt auch: Essen Sie **täglich drei Mahlzeiten**, nicht mehr und nicht weniger, und zwar immer etwa um die gleiche Zeit. Trinken Sie viel – wenn es draußen kalt ist, dann am besten warm, wenn es draußen warm ist, gern kalt. Aber nehmen Sie sich die Zeit, das, was Sie trinken – ebenso wie Ihr Essen – im Mund für den Magen vorzuwärmen. Das braucht Zeit und die sollten Sie sich ja auf jeden Fall für Ihre Mahlzeit nehmen. Achten Sie darauf, dass die Basis des Essens warm und gekocht ist und dass Sie saisonale Lebensmittel verwenden. Mit „gekocht" meine ich nicht zerkocht, sondern zubereitet, und da gibt es ja ganz viele Möglichkeiten. Essen Sie zu Mittag ruhig einen Salat, aber gleichen Sie seine kalte thermische Natur bitte durch etwas Warmes aus, wie eine Suppe oder gekochtes Getreide, gekochte Hülsenfrüchte oder auch Gemüse dazu, eventuell ein bisschen Fleisch oder Fisch (wenn möglich nicht zu oft). Oder arbeiten Sie mit wärmenden und heißen Gewürzen, wie Ingwer oder Pfeffer. Denken Sie daran: Wenn Sie essen, dann essen Sie. Ihre Gedanken bleiben bei Ihrem Teller, Ihrem Mund, Ihrem Geschmacksempfinden. Das braucht Zeit, die Sie sich dreimal täglich nehmen sollten, was wiederum den Stress des Tages nebenbei abbaut.

Beim Trinken achten Sie bitte auch darauf, dass Sie sich Ihr gutes warmes Essen nicht durch ein eiskaltes Getränk abkühlen. Sie können natürlich auch so langsam trinken, dass Sie jeden einzelnen Schluck im Mund aufwärmen. Beachten Sie, dass Sprudelwasser durch die Kohlensäure die Magenwand reizt und dem Magen Stress bereitet. Trinken Sie also am besten nicht zu kalt und „still".

Ideal ist es auch, zwischen den Mahlzeiten nichts zu essen. Alles, was mehr ist als ein Glas Wasser, wie zum Beispiel ein Fruchtsaft oder ein Glas Milch, gilt chinesisch schon als Mahlzeit. Wenn Sie zwischen den Mahlzeiten nichts zu sich nehmen außer Wasser, hilft das, Ihre Mitte zu regenerieren. Vergessen Sie nicht, dass Ihre Mitte im Körper so viele Aufgaben hat, die sie erledigen soll. Allein schon die Verteilung von Qi und Blut im ganzen Körper ist eine große Herausforderung. Wenn sie dann einmal gar nichts zu tun hat, wird sie es Ihnen danken.

Passen Sie abends auf, dass Sie nichts Rohes oder schwer Verdauliches essen und dass sich die Mahlzeit, je später Sie essen, mehr und mehr einer scharfen Suppe annähert. Mein Spruch dazu lautet: **Je später, desto Suppe.**

5. Bitte essen Sie täglich einen Apfel oder ein anderes heimisches Obst!

So müssen Sie keine Angst vor Vitaminmangel haben. Der chinesischen Medizin wird ja gern nachgesagt, dass alles zerkocht wird und dadurch all die gesunden Vitamine zugrunde gehen. Nein, chinesisch soll man nicht zerkochen, sondern zubereiten. Denken Sie an Gemüse im Wok. Dabei wird Gemüse klein geschnitten und kurz im Wok heiß angebraten. Damit ist das Gemüse nicht mehr roh, sondern warm, um dem Verdauungsapparat Wärme für seine Enzyme zu schenken, und die Vitamine sind zu großen Teilen auch noch da. Das ist doch eine perfekte Zubereitungsart, oder?

Damit Sie aber trotzdem keine Angst vor Vitaminmangel haben müssen, essen Sie heimisches Obst, typischerweise einen Apfel! Ideal ist es, wenn Sie den Apfel zu oder nach dem Frühstück oder dem Mittagessen essen und auch in aller Ruhe kauen. Wenn Sie Äpfel nicht vertragen, sollten Sie sie schälen oder leicht dünsten. Dann juckt es meistens nicht mehr am Gaumen. Es darf natürlich auch ein anderes Obst sein, aber es sollte heimisch sein und frisch. – **An apple a day keeps the doctor away.**

6. Bitte essen Sie gute Kohlenhydrate – essen Sie so wenig wie möglich Zucker und Kohlenhydrate mit hoher glykämischer Last! Lassen Sie Gluten so weit wie möglich weg!

Bei diesem Punkt werde ich jetzt sehr genau, weil er so unendlich wichtig ist. **Dieser Punkt erklärt den wichtigsten Stressauslöser unseres Körpers hier im Westen.**

Die Pflanze nimmt sich aus der Luft und aus dem Boden Wasser (H_2O) und Kohlendioxid (CO_2) und erschafft daraus unter Einwirkung des Sonnenlichts – der Sonnenenergie – Materie, die **Kohlenhydrate**. Das einfachste Kohlenhydrat ist der **Traubenzucker, Glukose**, $C_6H_{12}O_6$. Die Pflanze baut aus diesem einfachen Zucker komplexe Strukturen, um zu wachsen, stabil zu sein, Speicher anlegen zu können und um sich zu vermehren. **Zucker ist in Materie gespeicherte Sonnenenergie.** An diese Energie möchten Pflanzenfresser, wie auch der Mensch zumindest zum Teil einer ist, herankommen. Dazu müssen die komplexen Kohlenhydrate im Dünndarm mit Hilfe von Enzy-

Aus meinerArztpraxis:

Ich möchte Sie im Folgenden nicht mit strengen Ernährungsvorgaben quälen. Aber aus meiner langjährigen Erfahrung als Arzt kann ich Ihnen nur sagen: Oft ist **genau das** der eine Punkt, der im Körper zu einer dramatischen Besserung führt. Die Chance, das zu erleben, sollten Sie sich keinesfalls entgehen lassen. Es geht darum, dem Körper durch Ihr Essen und Trinken **jegliche Form von Stress** zu ersparen. Wenn bereits Ihr tägliches Essen den Körper stresst, wie soll man da die wahren Herausforderungen des Lebens bewältigen? Essen und Trinken soll dem Körper einfach nur guttun, ihn entspannen und mit reichlich Qi und Blut versorgen. Es soll keine Entzündungen auslösen, keine Überhitzung verursachen und längerfristig keinen schweren Krankheiten den Weg bereiten. **Gesundheit und Wohlbefinden** sind die besten Voraussetzungen, um den notwendigen Stress des Lebens zu bewältigen. Denken Sie beim Essen auch daran: Das, was Sie essen, werden Sie, es wird Teil von Ihnen! Wenn Sie Dreck essen, werden Sie schön langsam zu Dreck, wenn Sie Großartiges essen, werden Sie immer großartiger werden ...

Sie brauchen meinen Worten auch nicht zu glauben. Ich stelle Ihnen hier das zusammen, was mich meine Tätigkeit als Arzt und mein täglicher Umgang mit Patienten und deren Krankheiten über all die Jahre gelehrt haben. **Glauben Sie nicht mir, glauben Sie Ihrem Körper!** Das setzt voraus, dass Sie sich die Zeit nehmen, das, was hier steht, auszuprobieren. **Vier Wochen**, um diese bitte ich Sie! Halten Sie die Ernährungsvorschläge und auch die Vorschläge zur Lebensführung in diesem Buch einmal so gut wie möglich vier Wochen ein. Wenn Sie sich besser fühlen, sind Sie auf dem richtigen Weg. Dann gehen Sie bitte einfach weiter, mit den Anpassungen an Ihr persönliches Leben, damit es **Ihr persönlicher Weg** wird. Wenn sich gar nichts getan hat, kann das mehrere Ursachen haben: Vielleicht war es noch zu kurz, vielleicht ist der Stresspegel Ihres Lebens einfach generell zu hoch, vielleicht geht es bei Ihnen um etwas ganz anderes. Wer weiß. Dann suchen Sie bitte weiter! Und vielleicht gibt Ihnen eine starke Mitte durch Ihr eigenes Lieb-sein-zur-Mitte viel Kraft, um weitersuchen zu können.

men in Einfachzucker wie Glukose, Fruktose und Galaktose zerlegt, durch die Darmwand hindurch aufgenommen und über das Blut zur Leber transportiert werden, um dort eventuell weiter verarbeitet zu werden. Als Endprodukt der Kohlenhydratverstoffwechslung wird dann **Glukose** zu allen Zellen des Körpers, die sich von Glukose ernähren, transportiert. Bei der Verbrennung von Zucker in der Zelle wird die Sonnenenergie frei und Wasser und Kohlendioxid werden wieder freigesetzt. Doch viele Zellen können die meiste Zeit Glukose nicht einfach so aufnehmen. Dafür gibt es das Hormon **Insulin**. Dieses wird von der Bauchspeicheldrüse gebildet. Insulin ist zuständig für den aktiven Transport von Glukose in die Zellen hinein. Die **Hauptaufgabe des Insulins** besteht darin, den **Zuckerspiegel** zusammen mit seinem Gegenspieler, dem Glukagon, das ebenfalls in der Bauchspeicheldrüse gebildet wird, **konstant zu halten**, in einem Bereich, der gut für den Körper ist.

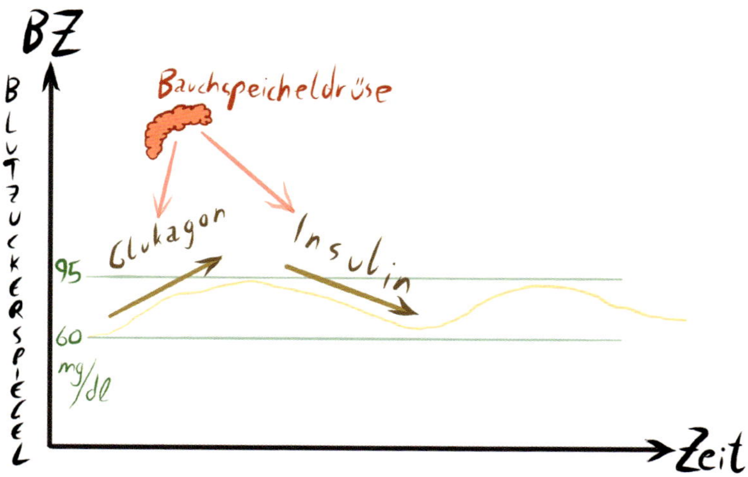

Wenn wir nüchtern sind, also ein paar Stunden nichts gegessen haben, liegt der normale Glukosespiegel im Blut etwa bei 60 bis 95 mg/dl (Milligramm pro Deziliter) – die Normalwerte können ein bisschen abweichen. Wenn der Zuckerspiegel für längere Zeit von diesem Wert deutlich abweicht, dann entstehen Gesundheitsschäden im Körper. Wenn lange Zeit zu viel Zucker im Blut ist, wird dieser Zucker mit körpereigenen Eiweißmolekülen reagieren und diese in ihrer Funktion behindern. Das wiederum verursacht weitreichende Schäden in jeder einzelnen Zelle und alle Botenstoffe, die im Körper aus Eiweiß bestehen, können in ihrer Funktionsweise gestört werden. Das erkennt man am Laborwert **HbA1c**, der aussagt, dass Hämoglobin-Moleküle mit Zucker reagiert haben. Je nachdem wie hoch dieser Wert ist, weiß man, um wie viel und wie lang der Zucker im Blut erhöht war. Heute wissen wir, dass wir durch diese **Verzuckerung** altern! Je höher der Blutzuckerspiegel ist, desto mehr verklebt der Zucker die verschiedenen Eiweißmoleküle im Körper und desto schneller altern wir, weil der Körper das alles einfach nicht mehr reparieren kann.

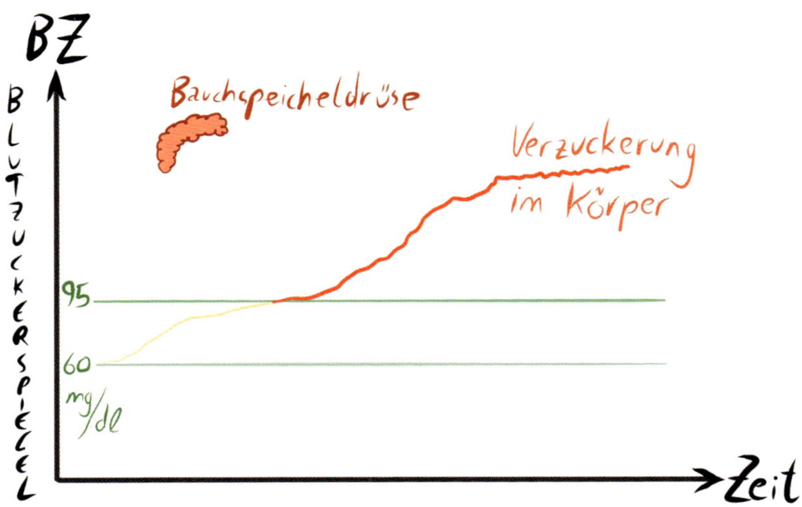

Das ist schon einmal ein wichtiger Grund, um den Blutzuckerspiegel konstant im Normbereich zu halten.

Wenn der Zuckerspiegel im Blut zu niedrig ist, erhalten die Organe, die auf Zucker als Energiequelle angewiesen sind, zu wenig Nahrung und werden in ihrer Funktion beeinträchtigt sein. Allen voran ist hier das **Gehirn** zu nennen, das Glukose je nach Bedarf und unabhängig vom Insulin verwendet, um seine komplexen Aufgaben zu erledigen. Ein **Unterzucker** wird sich also einmal als Müdigkeit und Konzentrationsschwierigkeit bis hin zu Bewusstseinsverlust zeigen. Die meisten Zellen im Körper können für die Energiegewinnung nicht nur Zucker verwenden, sondern auch Fette. Aber es gibt Organe im Körper, die sich fast ausschließlich von Zucker, von Glukose, ernähren, und das sind alle Nervenzellen, die roten Blutkörperchen (Erythrozyten) und die Fortpflanzungsorgane. Diese brauchen auch kein Insulin, um Zucker in den Zellen aufnehmen zu können. Sie sind aber angewiesen auf einen normalen Blutzuckerspiegel, weil sie sich den Zucker nur dann aus dem Blut nehmen können, wenn dieser in ausreichender Menge vorhanden ist.

Wenn nun eine Nahrung mit Kohlenhydraten, so wie sie in der Natur vorkommen, in den Körper gelangt, also zum Beispiel Gemüse, Getreide oder Salat, werden die Kohlenhydrate im Dünndarm zunächst einmal zerkleinert, und dieses Zerkleinern braucht **Zeit**. Dadurch werden die Einfachzucker wie Glukose schön langsam hergestellt, diese gelangen schön langsam ins Blut und der Blutzuckerspiegel wird daher schön langsam ansteigen.

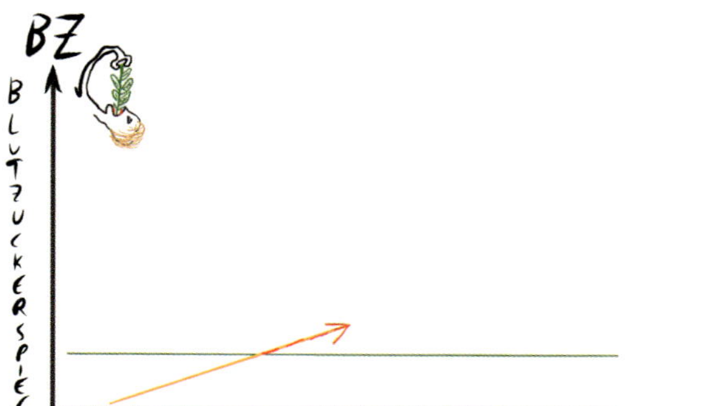

Die Bauchspeicheldrüse hat nun in aller Ruhe Zeit, Insulin zu bilden, damit der Blutzuckerspiegel schön langsam wieder fällt.

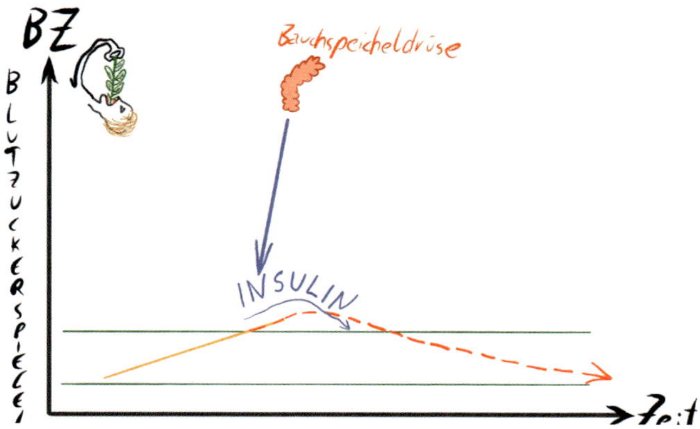

Bei komplexen Kohlenhydraten, so wie sie natürlich in Pflanzen vorkommen, dauert es eine gewisse Zeit, bis die Kohlenhydrate in einfache Zucker zerlegt sind, sodass sie aufgenommen werden können. Die Zeitdauer hängt davon ab, wie die Kohlenhydrate beschaffen sind. Sind sie in der Nahrung als große Moleküle vorhanden, dann wird Glukose schön langsam in das Blut aufgenommen werden können und der Blutglukosespiegel wird schön langsam steigen. Sind die Kohlenhydrate aus der Nahrung ganz kleine Moleküle, also schon **purer Zucker**, pure Glukose, wie zum Beispiel bei Süßigkeiten, dann wird es sehr schnell gehen, dass Glukose in das Blut aufgenommen wird. Der Dünndarm und seine Enzyme haben dann nichts zu tun. Also geht der Einfachzucker direkt ins Blut über und der Zuckerspiegel im Blut wird sehr schnell steigen.

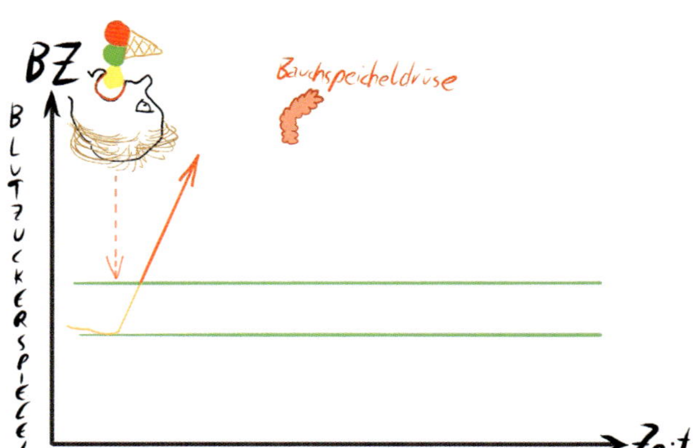

Genau das ist das Problem mit Zucker und zuckerartigen Kohlenhydraten in der Nahrung: **Wenn wir Zucker essen**, steigt der Zuckerspiegel im Blut sehr schnell an, und damit der Zuckerspiegel im Blut bald wieder im Normbereich ist, wird Insulin sehr schnell und stark ausgeschüttet. Der Effekt ist, dass der Zuckerspiegel im Blut sofort und schnell sinkt, immer weiter, auch unter den Normalbereich von 60 mg/dl.

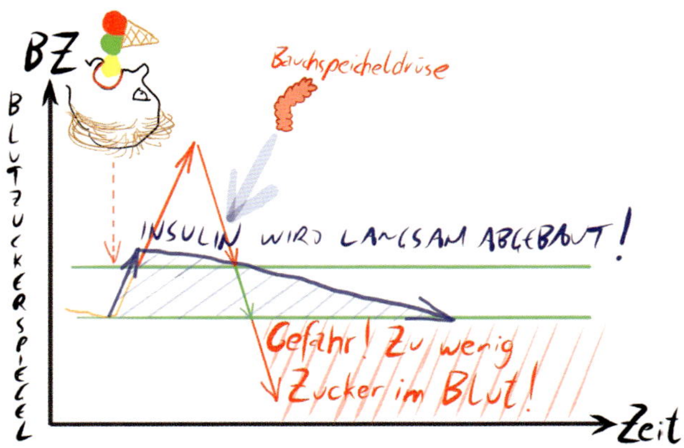
BZ
BLUTZUCKERSPIEGEL
Bauchspeicheldrüse
INSULIN WIRD LANGSAM ABGEBAUT!
Gefahr! Zu wenig Zucker im Blut!
Zeit

Doch warum ist das so? Warum stoppt die Wirkung des Insulins nicht einfach, sobald der Blutzuckerspiegel wieder normal ist? Hier ist das Problem: Insulin ist ein Peptidhormon, es besteht aus Eiweißkomponenten, und es dauert etwa ein bis zwei oder sogar drei Stunden, um es über die Leber abzubauen und zu deaktivieren. So lang wirkt es, so lang senkt es weiter den Blutzucker. Wenn der Körper nicht sofort Gegenmaßnahmen einleiten würde, würde vor allem das Gehirn mit Zucker unterversorgt werden und eine Bewusstlosigkeit würde drohen. Wenn.

Sie könnten jetzt einwenden: Na, warum hat die Evolution das nicht besser eingerichtet? Ganz einfach, weil es dieses Problem mit so viel Zucker in der Nahrung in der Menschheitsgeschichte noch nie gegeben hat. In der Natur, in Pflanzen, in Tieren, kommt Zucker nie schon so klein zerlegt, als einzelne Glukosemoleküle, vor. Zucker ist der einfachste Baustein der Kohlenhydrate. Daraus baut sich eine Pflanze auf. Wenn ein Tier oder ein Mensch dann diese Pflanze isst, ist der Verdauungsapparat perfekt darauf eingestellt, diese Kohlenhydrate schön langsam in Glukosemoleküle zu zerlegen. Wenn diese Glukosemoleküle dann ins Blut gelangen, steigt der Glukosespiegel im Blut schön langsam an und darauf ist die Bauchspeicheldrüse seit Millionen von Jahren programmiert. Das Insulin im Blut steigt schön langsam an und mit diesem schön langsamen Anstieg des Insulins fällt auch der Zuckerspiegel im Blut schön langsam, und zwar genau parallel zum Insulinspiegel. Das Problem mit dem hohen Insulinspiegel gibt es also nicht, wenn man Pflanzenkohlenhydrate zu sich nimmt. Das existiert nur dann, wenn man viel Zucker isst, trinkt oder zuckerähnliche Kohlenhydrate zu sich nimmt.

Der Grund, warum ich Ihnen das im Detail erörtere, ist folgender: Die Unterzuckerung im Blut durch den hohen Insulinspiegel führt zu einer **massiven Stressreaktion**.

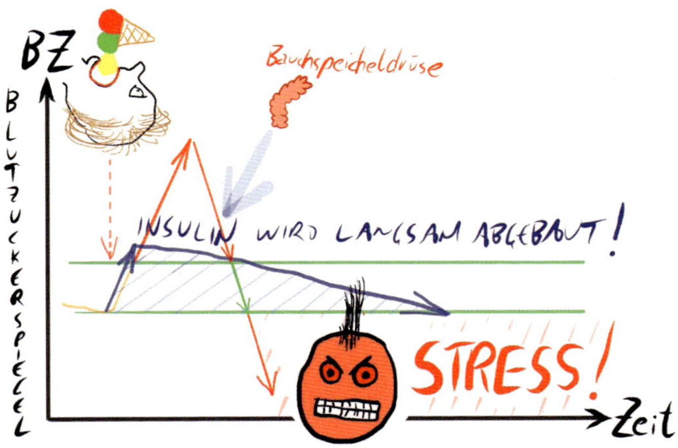

Die erste Reaktion, die Insulin bewirkt, wenn viel davon im Blut ist, aber der Zuckerspiegel sich schon wieder normalisiert hat und sogar noch weiter sinkt, ist: Insulin macht Hunger. **Mehr noch: Insulin macht Heißhunger auf Süßes.**
Warum? Weil das Insulin sagt: „Na, jetzt bin ich schon einmal da im Blut, jetzt will ich auch Zucker in die Zellen stopfen!" Also werden Sie essen. Weil Sie Heißhunger auf Süßes haben, werden sie Süßes essen. Süßes heißt, da ist wieder viel Zucker, also Einfachzucker drin und den kann der Körper **sehr schnell** aufnehmen, sodass der Blutzuckerspiegel sehr schnell wieder steigen wird. Das Insulin kann jetzt wieder aktiv werden. Zuerst wird sich das Insulin Verstärkung in Form von noch mehr Insulin holen, sodass die Bauchspeicheldrüse allmählich ins Schwitzen gerät. Dann läuft eine richtig heftige Stressreaktion ab, mit allem Drum und Dran, wie wir sie schon kennengelernt haben.

Das passiert bei der Stressreaktion – für alle, die es ganz genau wissen wollen:

- Vermehrte Ausschüttung von Adrenalin und Cortisol, welche den Zuckerspiegel heben und nebenbei alles im Körper bereit machen, damit Sie vor dem fiktiven Löwen davonlaufen können.
- Aktivierung des Sympathikus mit „Groß-Machen" für einen fiktiven Kampf inklusive Muskelanspannungen, Überblähung der Lungen, Unterdrückung der Verdauung mit den dazugehörigen Emotionen Wut und Aggression; geistige Ausrichtung auf Angriff mit Angriffslustigkeit und Selbstüberschätzung sowie fehlender Kritikfähigkeit. Wenn es ums Kämpfen geht, soll man weder zweifeln noch sich mit Kritik auseinandersetzen. Man soll einfach laufen und kämpfen. Im Gehirn wird alles darauf ausgerichtet.
- Erhöhter Cholesterinspiegel: Cholesterin wird im Körper selbst hergestellt, nur ein Teil kommt aus der Nahrung. Cholesterin ist die Vorstufe vieler Hormone im Körper, unter anderem der Sexualhormone Östrogen und Testosteron. Vermehrte Insulinausschüttung führt also durch den Anstieg des Cholesterinspiegels zu mehr Sexualhormonen. Vermehrtes Östrogen erhöht das Brustkrebsrisiko, vermehrtes Testosteron das Prostatakrebsrisiko. Ein erhöhter Cholesterinspiegel im Blut ist der Baustein für Ablagerungen in den Gefäßen, wodurch es vermehrt zu Thrombosen kommt.
- Erhöhte Triglyceridwerte mit einer Veränderung des Fettstoffwechsels als Vorstufe für Übergewicht sowie Insulinrezeptoren auf den Zellen (Insulin-Resistenz), die die Überflutung mit Zucker nicht aufhalten können. Das führt langfristig zu Diabetes mellitus.
- Verstärkte Hämostase (Blutstockung): Das ist auch Teil der Stressreaktion. Das Blut gerinnt leichter und bewirkt daher Verstopfungen in den Gefäßen.

- Verminderte Fibrinolyse (körperliche Auflösung eines Blutgerinnsels): Das bedeutet, dass der Körper auch bestehende Gefäßverstopfungen schlechter wieder abbauen kann.
- Vermindertes Wachstumshormon: Das Wachstumshormon ist im Wachstum wichtig, danach ist es entscheidend für die Regeneration des gesamten Körpers.
- Vermindertes Melatonin: Melatonin ist ein wichtiges Hormon für einen gesunden Schlaf, es dürfte aber auch eine Rolle bei der Hemmung von Entzündungen und Alterungsprozessen spielen.
- Fettsucht: Durch die Fettsucht hat erhöhtes Insulin weitere Auswirkungen auf unseren Körper, wobei das sogenannte viszerale Fett, das Fett um unsere Darmschlingen – um unsere Mitte – am gefährlichsten ist.
- Vermehrte „Gefäßverkalkung“ (Arteriosklerose) durch das vermehrte Enzym Plasminogen-Aktivator-Inhibitor. Dadurch wird wieder die Fibrinolyse gehemmt, das Auflösen eines Gerinnsels, sodass der Körper bestehende Ablagerungen in den Gefäßen nicht mehr abbauen kann.
- Erhöhter Tumor-Nekrose-Faktor Alpha (TNF-α): Dieser Faktor führt zu vermehrten Entzündungen im Körper, was man zum Beispiel im Blut an einem erhöhten CRP, einem Entzündungswert, erkennen kann. Außerdem hemmt TNF-α den Glukosetransporter 4, der Insulin-abhängig Zucker in die Körperzellen hineinbefördert. Ist er gehemmt, wirkt Insulin an der Zelle nicht, was auch noch zur oben erwähnten Insulin-Resistenz beiträgt.

Jetzt fragen Sie vielleicht: Und das alles nur, weil ich **einmal** Zucker gegessen habe? Aber nein, einmal ist vollkommen egal! Süßes hat bei uns eine große gesellschaftliche Entwertung erfahren. Früher war Süßes etwas ganz Besonderes, das man sich zu speziellen Gelegenheiten gegönnt hat. Heute bekommt man Zuckerhaltiges, seien es Getränke oder Süßspeisen, an jeder Ecke und im Übermaß in jedem Supermarkt, und das zu einem geringen Preis. Süßigkeiten werden bei uns verschlungen wie ein Hauptnahrungsmittel. Aber das sind sie nicht. Sie sollten wieder etwas ganz Besonderes werden. Vielleicht gönnen Sie sich einmal die Woche eine Torte oder einmal die Woche einen Cocktail. Oder Sie schaffen es, wirklich nur ein kleines Stück als Nachspeise nach einer vollwertigen Mahlzeit zu sich zu nehmen.

Es geht um das **ständige** Essen von Zucker und von Kohlenhydraten, die wie Zucker wirken. Dafür gibt es den Indikator der **glykämischen Last**. Die glykämische Last sagt aus, wie hoch der „Zuckereffekt" eines Kohlenhydrats ist, wie stark die Kohlenhydrate eines Lebensmittels den Blutzuckerspiegel erhöhen und wie viel dieser Kohlenhydrate im Lebensmittel drinnen stecken. Bevorzugen Sie die guten Kohlenhydrate. Diese sind die verschiedensten Getreidearten, die Sie als Flocken oder gemahlen selbst verarbeiten, in Breis, als Suppe oder als Beilage. Das sind zum Beispiel Hafer, Dinkel, Gerste, Hirse, Reis (am besten ist der Wildreis), jede Müslimischung (Müsli kommt vom Wort „Mus" und das war ursprünglich ein gekochter Getreidebrei), auch einmal Erdäpfel (Kartoffeln), mit Schale gekocht. Aber auch in Obst und Gemüse sind gute Kohlenhydrate drin. Verarbeiten Sie alles gut, das heißt kochen, dünsten, anbraten (nicht zu lange), backen, grillen, aber nicht frittieren. Streichen Sie Zucker in Rohform, vor allem den zu Tode verarbeiteten raffinierten Zucker (Kristallzucker, Staubzucker) so weit wie möglich aus Ihrer täglichen Nahrung. Vermeiden Sie alles, was zuckerartig ist und im Körper so wirkt (hohe glykämische Last), wie Weizenmehl und Süßungsmittel, egal ob mit oder ohne Zucker (verwenden Sie also auch keine Süßstoffe). Gewöhnen Sie sich an den guten, leicht süßlichen Geschmack von guten Kohlenhydraten!

Wenn Sie Zucker oder etwas Süßes essen wollen, dann **immer als Nachspeise**. So trifft der Zucker auf einen vollen Magen und wird allein deshalb viel langsamer aufgenommen, sodass der Insulinspiegel daraufhin viel langsamer ansteigt und parallel mit der Blutzuckerkurve wieder abfällt. Ebenso sollten Sie Ihren Kindern angewöhnen, Süßes nur als Nachspeise zu essen und nicht zwischendurch. In der ayurvedischen Küche gehören zu einer guten Mahlzeit alle Geschmacksrichtungen, und da ist das Süße auch dabei.

Nun ein paar Worte zu **Gluten**, dem Weizeneiweiß. Hier nehme ich einen Teil von Punkt 7 vorweg, unter dem es dann um Eiweiß in der Nahrung geht.

Als ich vor etwa 25 Jahren begonnen habe, als Arzt zu arbeiten, war die Zöliakie, die Autoimmunerkrankung gegen Gluten, sehr selten. „Autoimmun“ bedeutet, dass das Immunsystem sich selbst angreift. Autoimmunerkrankungen werden oft auch als **Autoaggressionserkrankungen** bezeichnet. Chinesisch bedeutet das, dass die **Wut** und die **Aggression** des wütenden Hun sich gegen den eigenen Körper richten. Ein Zöliakie-Fall ist mir früher höchstens alle paar Monate untergekommen. Seit etwa zehn Jahren fällt mir auf, dass immer mehr Kinder mit Zöliakie in meiner Arztpraxis auftauchen, wodurch ich diese Erkrankung als deutlich gehäuft bezeichnen kann. Das liegt nicht daran, dass es sich herumgesprochen hat, dass die TCM da etwas machen kann. Nein, die Erkrankung nimmt in ihrer Häufigkeit deutlich zu. Nun kommen sehr viele Menschen zu mir, die schon vieles ausprobiert haben, aber denen nichts wirklich geholfen hat. Die Zunahme der Zöliakie hat mich auf die Idee gebracht, Gluten auch einmal bei Nicht-Zöliakie-Patienten bei verschiedensten Beschwerden wegzulassen. Es gibt nämlich die sogenannte **Glutensensitivität**, die **Glutenempfindlichkeit**, bei der keine Antikörper gegen Gluten nachweisbar sind, aber dennoch verschwinden die verschiedensten Beschwerden, wenn man Gluten aus der Nahrung streicht. Siehe da, geschätzte 60 bis 70 Prozent all meiner Patienten reagieren positiv auf das Weglassen des Weizeneiweißes! Sie fühlen sich viel besser, sind deutlich weniger müde, Darmbeschwerden werden besser oder verschwinden ganz und seelische Probleme werden leichter.

Gluten

Gluten ist ein Sammelbegriff für die beiden wasserunlöslichen Eiweißteile **Prolamin** und **Glutelin** verschiedener Getreidesorten. Prinzipiell hat jede Getreideart einen Prolamin-Teil (unlöslich in Wasser, löslich in Alkohol, Ethanol) und einen Glutelin-Teil (unlöslich in Wasser und Alkohol). Nur die entsprechenden Teile von **Weizen, Roggen, Dinkel, Hafer, Grünkern, Triticale, Emmer, Kamut** und **Einkorn** werden jedoch als Gluten bezeichnet. Die Bezeichnung „Gluten" stammt aus der Bäckersprache. Diese Getreidesorten verleihen dem Teig eine klebrige, elastische Konsistenz, die wichtig ist, um gute Teige backen zu können. Die Prolamine bestimmen die Konsistenz des Teiges, die Gluteline seine Elastizität. Entsteht Kohlendioxid (CO_2) beim Backen, wird dieses im Teig gehalten und der Teig geht auf. Beim Backen verfestigt sich das Teiggerüst, bleibt aber locker. Je höher der Glutenanteil eines Mehls, desto besser kann man damit backen.

Ein Prolamin, nämlich das **Gliadin des Weizens**, und zwei Gluteline, nämlich das **Hordenin der Gerste** und das **Secalinin des Roggens** haben eines gemeinsam: **Wir Menschen können diese Eiweiße nicht verdauen.**

Denken Sie an einen Maiskolben, den Sie abnagen: Am nächsten Tag finden Sie die Maiskörner in Ihrem Stuhl wieder. Aber es passiert nichts. Die Maiskörner interessieren offenbar den Dickdarm gar nicht, darum kommen sie unten wieder heraus. Kein Schaden ist passiert. Bei Gliadin ist das genauso wie bei den Maiskörnern, aber es passiert etwas! Ein großer Teil wird nicht, wie das sonst der Fall ist, im Dünndarm zerlegt und als einzelne Aminosäuren in den Blutkreislauf übergeführt, sondern richtet in der Darmwand Schaden an, und ein Teil schwimmt weiter in den Dickdarm. Dadurch kann eine Kaskade an Reaktionen, an denen das Immunsystem beteiligt ist, im Darm und in der Folge im gesamten Körper ausgelöst werden, mit dem Effekt, dass verschiedenste Erkrankungen auftreten, die wir bisher nicht mit Gluten in Verbindung gebracht haben. Der Effekt ist eine **Stressreaktion im gesamten Körper**, weil der Körper mit Entzündungen kämpft und die Mitte durch die unverdaulichen Eiweiße des Glutens geschwächt wird.

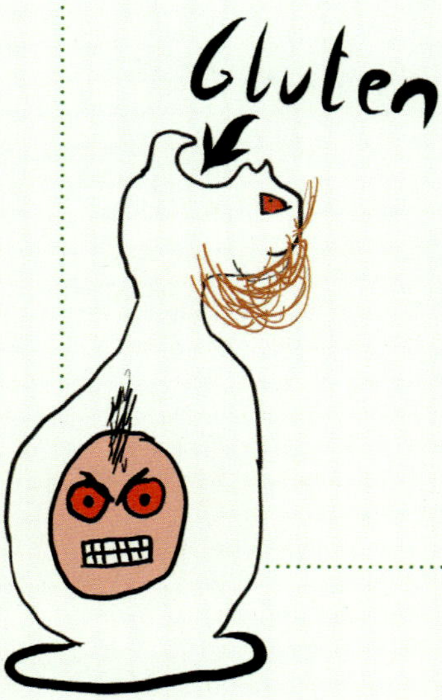

Stellen Sie sich Folgendes vor: Da kommt jemand und sagt, dass er zum Beispiel massive

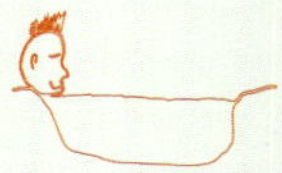

Migräne habe – und das seit Jahren – und dass nichts helfe. Und er würde auch schon warm frühstücken und die Milchprodukte weglassen und regelmäßig warm essen und trotzdem ginge es ihm nicht besser. Bei der Untersuchung als chinesischer Arzt finde ich dann wieder einmal eine müde Mitte **und** eine angespannte Leber. Irgendetwas kann dieser Mensch nicht verdauen und irgendetwas stresst diesen Körper. Ist es etwas Psychisches oder die Arbeit oder ein bestimmtes Lebensmittel? Ich kann nur fragen und versuchen zu verstehen, was in diesem Körper vor sich geht. Und da ich gern westliche Studien lese (um meine Arbeit als „östlicher" Arzt bestätigt zu wissen und neue Ideen für meine Patienten zu bekommen) und dort auf die Thematik des Glutens gestoßen bin, frage ich ihn: „Und haben Sie schon einmal konsequent einen Monat lang Gluten ganz aus Ihrer Ernährung gestrichen?" – „Nein, wieso? Ich habe ja nichts mit dem Bauch!" – „Macht nichts, macht nichts, probieren Sie es trotzdem!" Und siehe da, nach einem Monat kommt er wieder und die Migräne ist weg.

Ich werde Ihnen an dieser Stelle einige Ihrer Fragen zum Thema „Gluten" schuldig bleiben. Ich kann Sie aber auf das Buch „Der Goldene Weg der Mitte" verweisen. Dort handle ich dieses Thema sehr detailliert ab.

Wenn Sie mit dem **Weglassen des Glutens** einfach mal beginnen wollen, dann lassen Sie bitte folgende Getreide weg: Weizen, Dinkel, Roggen, Gerste, Grünkern, Malz, Kamut, Bulgur, Einkorn, Emmer und Triticale. Sehr gut und glutenfrei sind Hafer (aber achten Sie auf Glutenfreiheit – im Werk darf der Hafer nicht mit anderen Getreidesorten verunreinigt werden!), Mais, Hirse, Reis, Buchweizen, Kartoffeln, Quinoa, Amarant, Guarkernmehl, Johannisbrotkernmehl, Soja, Tapioka, Teff und verschiedenste Nussmehle. Achten Sie auf die versteckten Glutene in Fertigprodukten und industriellen Lebensmitteln! Am besten, Sie backen Ihr Brot gleich selbst! Mit einem guten glutenfreien Mehl werden Sie beim Backen genauso Gutes zaubern können wie mit Weizen. Unsere Kinder bemerken keinen Unterschied. Wenn es also genauso gut schmeckt (nach einer Umlern- und Kochversuchsphase), dann doch lieber gleich die gesündeste Variante, oder? Denken Sie in Ihrem Alltag auch an Ihren Magen, denn **Brot** mag der Magen gar nicht. Es ist viel zu trocken und das schwächt ihn, trocknet ihn aus und schädigt sein Yin, seine Substanz. Außerdem ist eine Brotmahlzeit keine warme Mahlzeit. Wenn schon Brot, dann ohne Gluten (wie ein Mais- oder Reisbrot) und als Beilage zu einem warmen Essen oder einer Suppe. Als Faustregel gilt: Brot macht dick. Brot, vor allem am Abend gegessen, ist der Dickmacher Nummer eins. Wenn Sie abnehmen wollen, essen Sie abends nicht zu spät, nur warm, aber kein Brot und machen Sie sonst noch alles, um lieb zu Magen und Milz zu sein!

7. Bitte essen Sie gutes pflanzliches Eiweiß – essen Sie wenig tierisches Eiweiß, vor allem so wenig wie möglich Milchprodukte! Und passen Sie mit Gluten auf!

Erinnern Sie sich, was die Pulsdiagnose ergibt, wenn jemand Stress hat? Einen **schnellen und angespannten Puls**. Schnell bedeutet **Hitze** und angespannt bedeutet **Spannung der Leber**. Die Zunge zeigt **rote, aufgeworfene Ränder.** Rot bedeutet **Hitze** und aufgeworfen bedeutet **Spannung der Leber**.

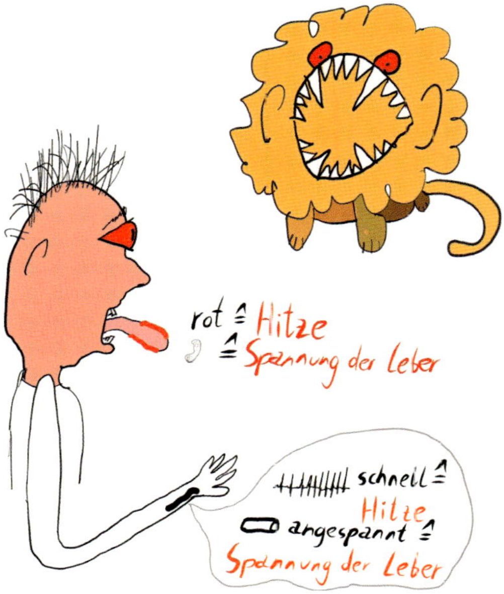

Ich habe mich einmal probeweise sechs Jahre lang streng vegan ernährt, das heißt ohne tierische Produkte. Als ich dann zum ersten Mal wieder Fleisch gegessen habe, war mir danach eine Woche lang nur heiß. Da durfte ich am eigenen Körper erleben, wie viel Energie und Hitze in Fleisch steckt. Meine Frau ernährt sich die meiste Zeit im Jahr vegetarisch. Doch sobald es kalt wird, braucht sie hin und wieder Fleisch, damit ihr warm wird und sie genug Energie hat.

Eiweiße sind die wertvollsten Bestandteile unserer Nahrung. Der Körper baut damit seine Substanz auf, speichert sie in großem Maße in den Muskeln, im Nervengewebe und im Knochenmark, produziert daraus Hormone und kann sie sogar nutzen, um Glukose, Traubenzucker, herzustellen, falls diese nicht aus der Nahrung kommt. Chinesisch nennen wir unsere Substanz **Yin**. Vereinfacht kann man die verschiedenen Eiweiße in pflanzliche und tierische Eiweiße unterteilen.

Pflanzliches Eiweiß = Yin ohne Hitze
Tierisches Eiweiß = Yin mit Hitze

Sehen Sie sich die Tiere im Tierreich an, die Fleisch essen. Es sind die Raubtiere, welche einen starken Hun haben, um mit diesem jagen zu gehen und andere Tiere zu töten. Tierisches Eiweiß hat die höchste Energiedichte der Nahrungsbestandteile. Wenn Sie viel Kraft haben wollen, sehr viel körperlich arbeiten müssen – und das vielleicht noch in einer kalten Gegend – und viel draußen sind, oder wenn Sie eine schwere Krankheit haben, abgemagert sind und kaum Kraft haben, wird es sinnvoll sein, Fleisch zu essen, um den Anforderungen Ihres Lebens gerecht zu werden. Falls Sie jedoch einen sitzenden Beruf ausüben und sich die meiste Zeit in geheizten Räumen aufhalten, werden Sie aus rein körperlichen Gründen kaum Fleisch für Ihre Gesundheit benötigen.

Doch das ist nicht das Hauptargument, um mit tierischem Eiweiß in der Nahrung generell aufzupassen. Hunderte Studien haben ergeben, dass Fleisch und Milchprodukte, täglich und regelmäßig konsumiert, die Hauptrisikofaktoren für verschiedene Krebsarten wie Brustkrebs, Prostatakrebs oder Dickdarmkrebs sind. Sie sind auch ein dominanter Mitverursacher der **Arteriosklerose**, der Gefäßverkalkung, die in weiterer Folge zu Herzinfarkt, Schlaganfall und verschlossenen Gefäßen im Körper, wie der PAVK, der peripher arteriellen Verschlusskrankheit, führen kann. Hier darf ich Sie auf mein Buch „Die Heilung der Mitte“ verweisen, wo ich diese Problematik sehr genau abgehandelt und viele der Studien zitiert und angeführt habe. **Tatsache ist, dass jemand, der regelmäßig viel Fleisch isst und viele Milchprodukte zu sich nimmt, den Körper unter Stress setzt.**

Allein schon die Stresshormone, welche die Tiere noch zu Lebzeiten gebildet haben, bevor sie schließlich geschlachtet wurden, sind ja noch in den jeweiligen tierischen Produkten enthalten. Sie wissen ja: Das, was Sie essen, wird ein Teil von Ihnen …

Ideal ist es, wenn Sie sich hauptsächlich von den „guten Eiweißen“, also den pflanzlichen, ernähren. Besonders viel gutes Eiweiß enthalten: Hülsenfrüchte (Linsen, Bohnen, Fisolen, also Stangenbohnen, Soja und Erdnüsse – auch eine Hülsenfrucht), Pilze (vor allem Shiitake, einer der „Acht Schätze der Chinesischen Medizin“, und Austernpilze), Nüsse und Kerne (Walnüsse, Haselnüsse, Cashews usw.), aber auch jedes Getreide so-

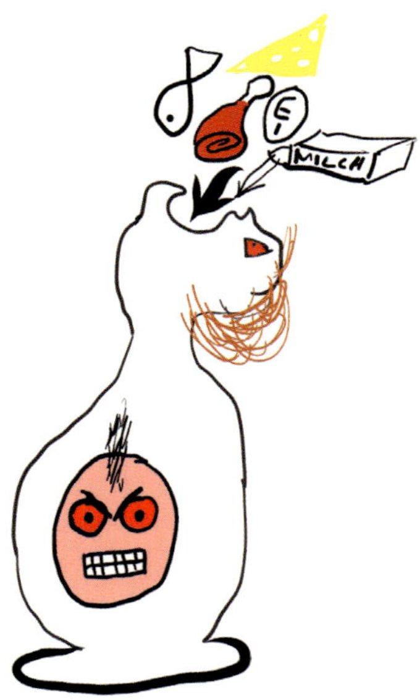

wie Gemüse. Streichen Sie Seitan aus Ihrer Ernährung: Das ist pures Gluten und mit dem sollten Sie ja vorsichtig sein. Das „schlechte Eiweiß“ kommt von den Tieren. Es ist schlecht, wenn zu viel davon konsumiert wird, wie häufig bei uns in Form von Milch und Milchprodukten, Fleisch, Wurst, Fisch oder Eiern. Denken Sie sich diese tierischen Lebensmittel als Luxusartikel, so wie es in alter Zeit war. Man hat eine bestimmte Menge an Nahrung für die ganze Woche, und wenn man sparsam damit umgeht, kann man sich am Wochenende ein bisschen mehr gönnen. Luxusartikel gönnt man sich ja zur Feier des Tages mit der Familie, am Wochenende oder am Sonntag.

Als Faustregel gilt: Pflanze gut, Tier schlecht! Wenn Tier, dann fett, solang es nicht zu viel davon ist. Denn wenn es fett ist, dann ist „für tierisches Eiweiß kein Platz“. Passen Sie bei Gluten auf! Aber das wissen Sie ja schon.

8. Haben Sie keine Angst vor Fett – es gibt nur gute und bessere Fette! Essen Sie vermehrt bessere Fette, mit reichlich Omega-3-Fettsäuren!

Die **Framingham-Studie** ist dafür verantwortlich, wie wir heute über Fette denken. Um Ihnen die Augen zu öffnen, muss es etwas genauer sein:

Nach dem Zweiten Weltkrieg wusste man, dass die fettigen Plaques, die unsere Arterien verstopfen, aus Cholesterin, Phospholipiden und Fettsäuren bestanden. Aber keiner wusste, warum sich diese Substanzen dort ablagerten. Das amerikanische National Heart Institute (Nationales Herz-Institut) begann 1948 eine Studie in Framingham, einer typischen amerikanischen Kleinstadt unweit von Boston, welche im 17. Jahrhundert von europäischen Auswanderern besiedelt worden war. 5000 Bewohnerinnen und Bewohner der Stadt Framingham waren damit einverstanden, dass sie während der nächsten Jahre von Wissenschaftlern genau unter die Lupe genommen wurden. Mittlerweile wurden vier Generationen von Bewohnerinnen und Bewohnern Framinghams studiert und aus den Erkenntnissen wurden mehr als tausend Publikationen veröffentlicht. Dabei wurde vor allem beobachtet, wer einen Herzinfarkt bekommt, wer nicht und warum, und daraus hat man das Konzept der Risikofaktoren wie Cholesterin, Blutdruck, mangelnde körperliche Bewegung, Zigarettenrauchen und Übergewicht abgeleitet.

Im Jahr 1961 war den Forschern ein starker Zusammenhang zwischen dem Blut-Cholesterinspiegel und einer Herzerkrankung aufgefallen. Ab einem Blut-Cholesterin-Wert von über 244 mg/dl kam eine koronare Herzkrankheit (Bezeichnung für die „Verkalkung" der Blutgefäße, die das Herz versorgen, abgekürzt KHK) dreimal so häufig vor wie bei Framinghamern mit einem Cholesterin-Wert unter 210 mg/dl. Diese Entdeckung beendete die jahrelange Diskussion, ob der Blut-Cholesterin-Wert mit der koronaren Herzkrankheit zusammenhängt. Dieser Wert hängt definitiv mit der koronaren Herzkrankheit zusammen und kann eine Vorhersage über die Wahrscheinlichkeit treffen, mit der diese auftritt. Bei der Publikation von 1961 wurde gleichzeitig der Zusammenhang zwischen hohem Blutdruck und KHK demonstriert. **Diese Studie war eine Revolution.** Vorher dachten Ärzte weltweit, dass ein Herzinfarkt ein nicht abzuwendendes, unvorhersehbares Ereignis sei, gegen das es kein Mittel gäbe. Doch auf einmal konnte man aus einem Blutwert eine Vorhersage machen, ob ein Risiko bestand, einen Herzinfarkt (und dieser ist die logische Konsequenz einer koronaren Herzkrankheit) zu bekommen oder nicht!

Aufgrund dieser Studie wurde ein präventives Programm entwickelt, um den Blut-Cholesterin-Wert und den Blutdruck zu senken, das Auftreten von KHK zu reduzieren und damit das Risiko eines Herzinfarktes zu minimieren. Heute kennt fast jeder in unserer westlichen Welt diese Risikofaktoren und weiß, dass der Cholesterinspiegel und der Blutdruck niedrig gehalten werden müssen, damit das Herz gesund bleibt. Diese Erkenntnis ist erst etwa 60 Jahre (!) alt. Aus vergleichenden Studien wissen wir, dass amerikanische Männer 17-mal so häufig an einem Herzinfarkt versterben wie chinesische Männer im ländlichen China, in Österreich immerhin noch etwa achtmal so häufig. Die große Frage lautet: **Warum?**

Aus der Framingham-Studie zog man daher in den 1960er-Jahren folgende Schlüsse:

1. Zu viel Fett und Cholesterin in der Nahrung führen zu Arteriosklerose, also zu einer Gefäßverkalkung durch die Ablagerung cholesterinhaltiger Plaques.
2. Isst man viel Cholesterin, steigt der Blut-Cholesterinspiegel.
3. Ein hoher Cholesterinspiegel im Blut führt mit einer gewissen Wahrscheinlichkeit zu einer koronaren Herzkrankheit.

4. Die meisten Naturvölker dieser Erde haben keine Herz- oder Gefäßprobleme. Diese Völker essen viel weniger Cholesterin und Fett.

Die Framingham-Studie und die Schlüsse, die man daraus, mehr aus einer Art Hausverstand, gezogen hat, sind der Grund für das **schlechte Image von Cholesterin und Fetten bis zum heutigen Tage**! Aus der Studie wurden folgende falsche Schlüsse abgeleitet, die auch heute noch unser Denken dominieren:

1. Wer viel Fett isst, hat hohe Blutfette.
2. Hohe Blutfette sind der Grund für die Gefäßverkalkungen.
3. Wer viel Fett isst, wird fett.

Zum ersten Punkt: Heute wissen wir es besser und können diesen Satz umformulieren: **Wer viel Zucker und zuckerähnliche Lebensmittel (wie weißes Weizenmehl) isst, hat hohe Blutfette.**

Gefäßverkalkungen zu vermeiden ist eines der höchsten Ziele, die wir alle erreichen sollten. Sie sind der Hauptgrund für die **Todesursachen Nummer eins** bei uns, nämlich Herzinfarkte und Schlaganfälle. Gefäßverkalkungen bestehen zwar aus Fetten und Cholesterin, aber nur deshalb, weil der Körper sie verwendet, um **Wunden**, die in den Gefäßen entstehen, mit einem Pflaster zu versorgen. Das **Pflaster** besteht aus Fetten und Cholesterin. Deshalb kann man ja nicht das Pflaster verteufeln. Es braucht dann noch einen, der das Pflaster auf die Wunden in den Gefäßen klebt, und das ist der „Maurer der Blutgerinnung".

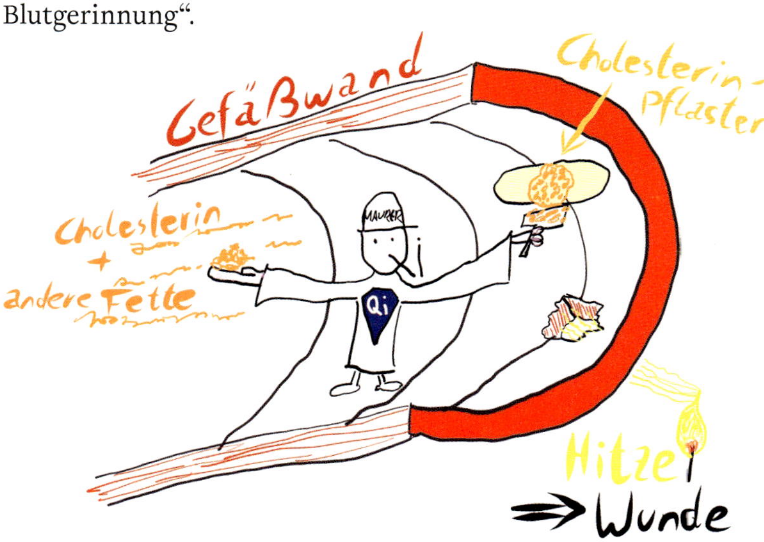

Vielmehr sollte uns die Frage beschäftigen, warum eine Wunde im Gefäß entsteht. Heute wissen wir, dass hinter der Wunde eine **Entzündung** steckt. Die Entstehung der Entzündung hat verschiedene Ursachen. Chinesisch entspricht diese Entzündung Hitze, und Sie wissen bereits, woher diese Hitze stammt:

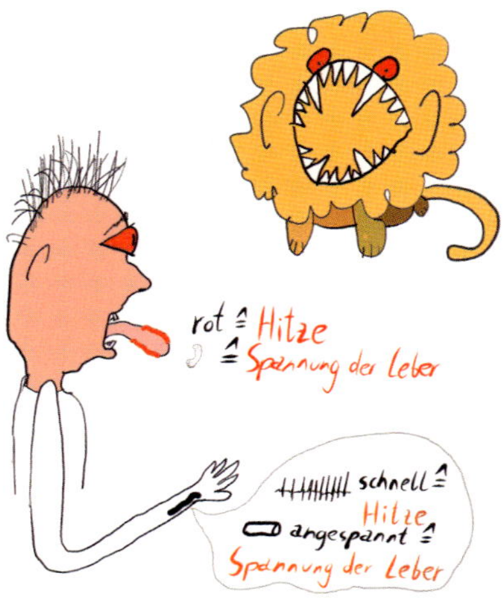

Richtig, vom **Stress**! Alles, was unseren Körper stresst, erhöht das Risiko, kleine Wunden in den Gefäßen zu bekommen. Diese Wunden führen zusammen mit anderen Faktoren zu vermehrten Herzinfarkten und Schlaganfällen, die bei uns im Westen noch immer die Todesursache Nummer eins sind. Diese weiteren Faktoren sind: **Weitere Stresssymptome** wie **hoher Blutdruck (Anspannung)**, ein Ungleichgewicht der **Emotionen** mit Überwiegen von **Wut** und **Aggression (Anspannung), zu wenig Bewegung**, welche ja den Stress abbauen würde, **falsche Ernährung** mit viel Fleisch, Zucker, Weißmehl und Gluten, welche wiederum **Hitze** und damit die hohe Rate an Gefäßwunden verursacht.

Daher gilt (und das gehört **zum dritten Punkt)**: Haben Sie keine Angst vor Fetten und Ölen! Es gibt nur gute und bessere Fette!

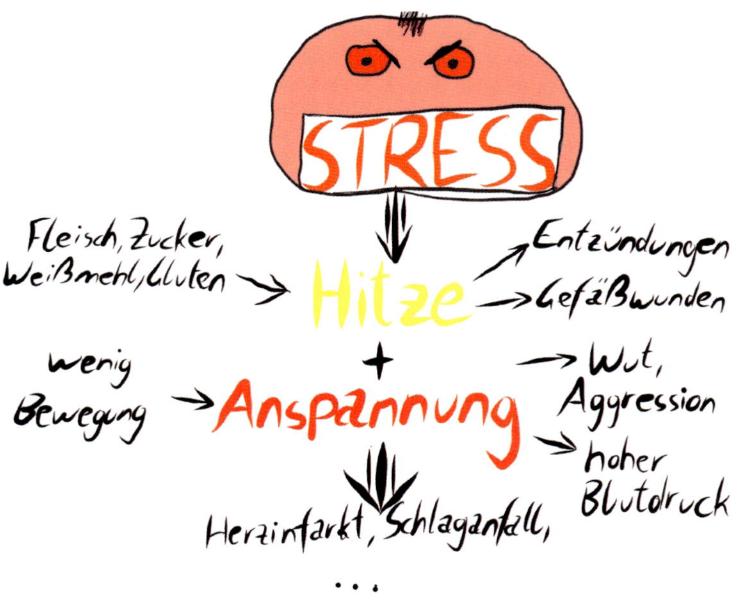

Was genau macht jetzt dick?

Zucker, kurzkettige Kohlenhydrate und Weißmehl machen dick und verursachen hohe Blutfettwerte. Hohe Blutfettwerte bekommen Sie auch von zu viel Stress, und durch diesen handeln Sie sich auch gleich den Heißhunger ein, der fürs Dickwerden „sorgt". Fett macht den Geschmack eines Essens aus. Es schmeckt einfach besser und ist auch noch viel leichter verdaulich, wenn man Fett dazugibt. Von den tierischen Fetten sollten Sie nicht zu viel verwenden, dafür hingegen die pflanzlichen Fette bevorzugen, ideal solche mit vielen Omega-3-Fettsäuren (Leinöl und Mischungen mit Leinöl). Zum Braten sind Kokosöl und Sesamöl ideal. Die besseren Fette, die viele Omega-3-Fettsäuren enthalten, sollten Sie nicht erhitzen, sondern ein wenig draufgeben, wenn das Essen fertig ist. Ideal sind ein bis zwei Teelöffel besseres Fett (zum Beispiel Leinöl) pro Tag. Eine Gruppe von Fetten gibt es jedoch, die Sie meiden sollten, nämlich **industrielle Transfette**. Diese stehen unter dem dringenden Verdacht, Krebs auszulösen. Transfette werden in der Industrie und in Junkfood-Restaurants zum Frittieren verwendet. Wenn Sie Pommes frites lieben, frittieren Sie mit einem guten Öl selbst oder machen Sie diese lieber gleich im Backofen und gießen Sie etwas gutes Fett darüber. Noch ein Fett ist zu verurteilen, nicht weil es ungesund ist, sondern weil seine Herstellung immense Urwaldflächen unwiderruflich zerstört: **Palmfett**. Gern wird im modernen Marketing das Wort „nachhaltig" verwendet, um Produkte „grün" erscheinen zu lassen. Wenn Sie sich im Internet ein bisschen schlau machen, werden Sie bald feststellen, dass es kein nachhaltiges Palmfett gibt. Wenn alle Konsumenten all jene Produkte nicht mehr kaufen würden, in denen Palmfett enthalten ist, würde die Lebensmittelindustrie wohl ganz schnell reagieren, oder?

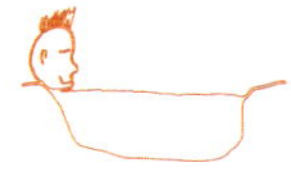

9. Bitte essen Sie so wenig industriell verarbeitete Lebensmittel wie möglich!

Dieses Buch möchte, dass es Ihrer Leber so richtig gut geht! Chinesisch ist die Leber für die Stressverarbeitung im Körper zuständig. Das wissen Sie bereits. Doch die chinesische Leber ist auch wie unsere westliche Leber: **Sie entgiftet.** Alle Gifte, die in den Körper gelangen und hier keinesfalls bleiben sollen, zerlegt und verpackt die Leber so, dass sie über das Blut transportiert und dann durch Lunge, Darm, Haut und Niere mit den harnableitenden Wegen ausgeschieden werden können. Sie kennen sicherlich verschiedenste **Entgiftungskuren**, die man typischerweise alle im **Frühling** machen soll, der **Jahreszeit der Leber**. Doch an eines sollten Sie vorrangig denken: **Alle Gifte, die erst gar nicht in den Körper gelangen, ersparen der Leber viel Arbeit und Stress.** Ein Beispiel für ein Gift ist **Aflatoxin**, ein Gift, das von Schimmelpilzen hergestellt wird. Es ist bekannt, dass es die Leber schädigt und sogar zu Leberkrebs führen kann. Es nicht zu sich zu nehmen ist natürlich der beste Schutz für die Leber. Zusätzlich haben Studien ergeben, dass Aflatoxin der Leberzelle nichts anhaben kann, wenn man keine tierischen Eiweiße zu sich nimmt, da der Konsum von tierischem Eiweiß an sich schon die Leber belastet. Unterm Strich zählt also die **Summe der Leberbelastungen!**

Sie halten Stress viel besser aus, wenn Sie die Leber schonen und nicht zusätzlich belasten. Das gilt auch für alles, was chemisch so auf und in den Lebensmitteln vorkommen kann. Da sind einmal die Spritzmittel, die Insektizide und Pestizide, Schwermetalle, Pilzsporen und die gegen diese angewandte radioaktive Bestrahlung, Farbstoffe, Konservierungsmittel, Geschmacksverstärker oder -veränderer usw. Das alles muss die Leber irgendwie wieder aus dem Körper schaffen und die „Mittel des Lebens“, die Lebensmittel, von den Mitteln, die nur so tun, als ob sie solche wären, trennen. Das nervt die Leber. Dazu fällt mir eine Patientin ein, die es liebt, Äpfel gleich zu essen, ohne sie vorher zu waschen. Also hat sie wunderbare (angebliche) Bio-Äpfel gekauft. Bei einer Routine-Blutuntersuchung kamen eines Tages deutlich erhöhte Leberwerte zum Vorschein und keiner wusste, woher. Es stellte sich heraus, dass die sogenannten Bio-Äpfel gespritzt waren und dieses Spritzmittel die Leber so belastete, dass die Leberwerte erhöht waren. In diesem Fall wurde unter der Bezeichnung „bio“ etwas verkauft, das nicht „bio“ war.

Außerdem ist unser Körper mit unserem Verdauungsapparat so beschaffen, dass er Pflanzen und Tiere, so wie sie auf unserer Erde vorkommen, als „natürlich" erkennt und verdauen, aufnehmen und verwerten kann. Nun leben wir aber in einer Zeit, in der ständig neue Lebensmittel erschaffen werden. Denken Sie an all die Fertigprodukte, die Unzahl an Cerealien in skurrilsten Formen und Farben, die „In-einer-Minute-essfertig"-Produkte und an jene, die scheinbar ewig halten und dann noch an all die Soft- und Harddrinks, die Instanttees aus dem Tetra Pak und die Kindergetränke aus dem Alusack.

Alle Lebensmittel, die nicht natürlich vorkommen, können den Körper stressen. Meist muss man bei unserer Lebensführung einen Kompromiss eingehen. Es geht sich für die meisten von uns nicht aus, dreimal täglich frisch zu kochen, obwohl das natürlich die gesündeste Variante ist. Ein guter Kompromiss ist es zum Beispiel, möglichst natürliche Fertiggerichte und Speisen zu essen, die man einfach und schnell zubereiten kann und wodurch man täglich zu seinen drei warmen Mahlzeiten kommt. Denken Sie auch an Suppen und Eintöpfe. Diese kochen sich fast von selbst: Alles in einen Topf geben und köcheln lassen. Suppen und Eintöpfe kann man gut vorkochen und in die Arbeit mitnehmen, man kann auch gleich mehr davon kochen und dann einrexen, also heiß in Gläser abfüllen und sie damit für etwa einen Monat konservierbar machen. Falls Sie bereits die Bedeutung der drei warmen Mahlzeiten pro Tag für Ihren Körper erfasst haben, werden Sie eine praktikable Lösung und sinnvolle Kompromisse finden.

10. Bitte essen Sie nicht zu viel – man kann sich am gesündesten Essen überessen!

Sie kennen sicherlich den Spruch: „Frühstücken wie ein Kaiser, Mittagessen wie ein König, Abendessen wie ein Bettler." Am meisten kann man morgens essen, am wenigsten abends. Morgens hat der Verdauungsapparat die aktivsten Enzyme, abends soll sich unsere Mitte auf das Ausruhen und Schlafengehen einstellen können. Wenn Sie am Abend zu viel essen, muss die Mitte ungebührlich lang aufbleiben, um alles abzuarbeiten, und der ganze Körper kommt nicht zur Ruhe, der Schlaf wird oberflächlich und schlecht sein, was man dann am nächsten Tag an der Müdigkeit bemerkt. Ein Teufelskreis. Darum sollten Sie lernen, dass das Frühstück die Hauptmahlzeit ist, am besten warm und zubereitet. Und Sie sollten abends so wenig essen, dass Sie in der Früh wirklich Hunger haben. Das kann man lernen! Unser Stoffwechsel stellt sich mit der Zeit um.

Studien über das Älterwerden zeigen, dass es vor allem zwei Dinge braucht, um gut alt zu werden: ein Interesse an dem Jetzt und dem Morgen und – **wenig essen**. Sie können **alles** essen (und das relativiert die vorherigen Punkte ...), wenn Sie **wenig** davon essen **und** wenn es als körperwarme Suppe im Magen ankommt! „Wenig" bedeutet, dass Sie den Magen nur etwa zu zwei Drittel füllen. Wie voll der Magen ist, merkt man oft beim Aufstehen nach dem Essen und wenn man eine Yogaübung macht: Gehen Sie mit den Fingerspitzen zu den Zehen hinunter, die Beine möglichst gestreckt, und atmen Sie hier ein paarmal tief ein und aus. Das hilft, damit man nicht weiterisst!

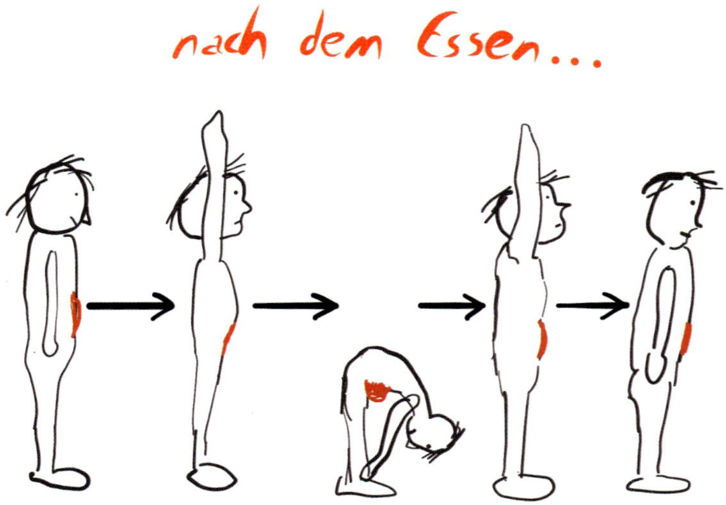

ENTSPANNE DIE LEBER UND VERTREIBE DEN WIND!

„Wer die Wahrheit sucht, darf nicht erschrecken, wenn er sie findet.“

CHINESISCHE WEISHEIT

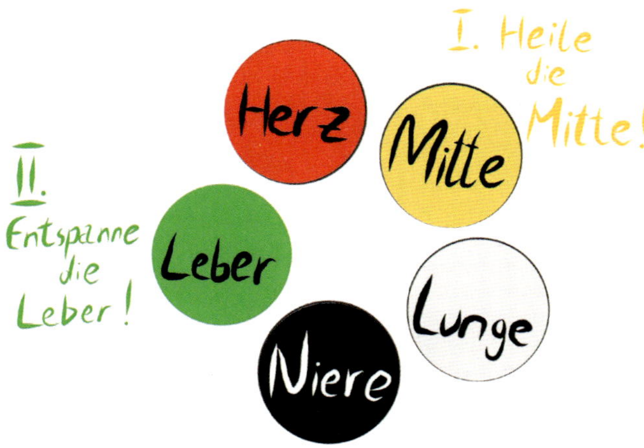
I. Heile die Mitte!
Herz
Mitte
II. Entspanne die Leber!
Leber
Lunge
Niere

Sie wissen bereits, dass Sie leben können, wie Sie wollen, Stress haben können, so viel Sie wollen, aber ich darf es weder im Puls noch an der Zunge sehen! So denken wir chinesisch. Sobald man es nämlich im Puls und an der Zunge bemerkt – und das ist bei uns leider sehr häufig –, ist der Stress, der Wind, im Körper angekommen und macht dort Probleme.

Dazu möchte ich Ihnen meine **Geschichte von der Eiche und dem Schilf** erzählen.

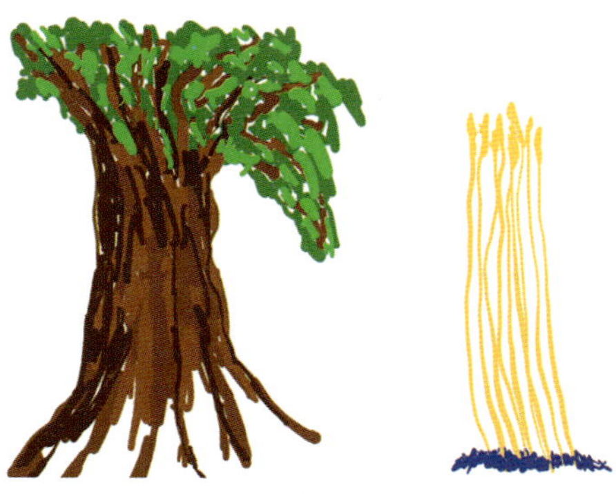

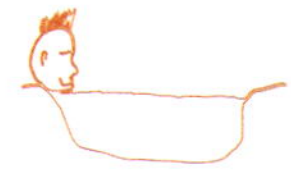

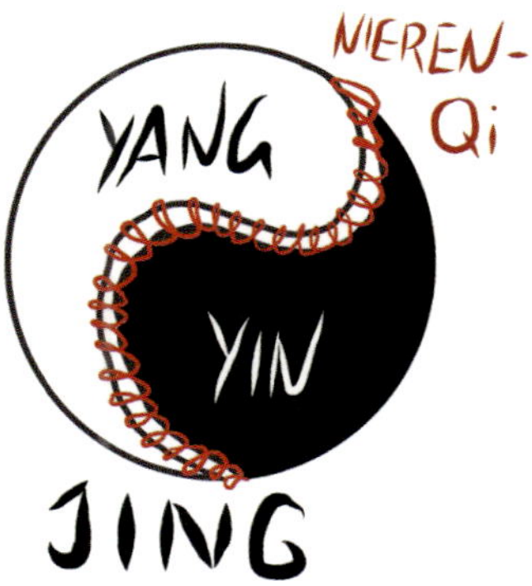

Sind Sie eine Eiche oder ein Schilf? Das entscheiden nicht Sie. Das haben bereits die Gene entschieden. Sie kommen mit einem Rucksack auf die Welt und mit diesem Rucksack schreiten Sie durchs Leben. Den Rucksack haben Ihre Eltern gepackt, Reserven, mit denen Sie ein ganzes Leben auskommen sollen. Diese Reserven entsprechen Ihrem **Jing**, Ihrer Essenz in der Niere. Ihre Aufgabe ist es nun, gut auf diese Reserven aufzupassen, denn Sie müssen Ihr ganzes Leben damit auskommen. Gut auf das Jing aufzupassen heißt, sich gut zu ernähren, sich gut zu bewegen, ein schönes und entspanntes Leben zu führen, ein guter Mensch zu sein, damit die Gefühle alle in Balance sind und Sie mit gutem Gewissen gut und tief schlafen. Denn im Schlaf kann sich das Jing regenerieren. Diese Reserven, dieses Jing, definiert, welches Lebewesen Sie sind, ein Mensch, ein Tier oder eben eine Eiche oder ein Schilf. Dieses Jing definiert, ob Sie eine lange Nase haben oder eine kurze, ob Ihre Haare blond sind oder schwarz und es definiert, wie stark Sie sind und wie viel Wind Sie in Ihrem Leben aushalten werden, was Sie in bestimmten Situationen empfinden, wie sehr Sie dem Leben vertrauen und ob Sie leicht Angst bekommen. Sind Sie als Eiche geboren, haben Sie viel Zeit zu wachsen. Sind Sie dann einmal eine 150 Jahre alte Eiche, wird es Sie kaum berühren, ob draußen ein starker Sturm tobt oder nicht. Innen in Ihnen, in Ihrem Stamm, herrscht absolute Ruhe. Sie vertrauen den dicken Wurzeln, die tief in die Erde gehen und dort verankert sind. Ein bisschen Wind kann daran nicht viel ändern. Sie vertrauen und ruhen in sich.

Vielleicht sind Sie aber auch als Schilf geboren. Dann haben Sie nicht viel Zeit, um in Ruhe zu wachsen, und Sie spüren vom Anfang Ihres Lebens an, wie sehr Sie der Wind, und das muss nicht einmal ein Sturm sein, hin- und herwirft. Sogar an ruhigen Sonnentagen fürchten Sie sich schon wieder vor dem Wind, der vielleicht morgen wieder weht. Ihre Wurzeln sind nicht besonders tief im weichen Schlamm verankert und werden ständig von Wasser umspült. Sie kennen das Gefühl einfach nicht, wie es ist, wenn Ruhe in den Wurzeln und dem Schilfkörper herrscht.

Sie haben jetzt mehrere Möglichkeiten: **Erstens** können Sie ein Leben lang damit hadern, als Schilf geboren zu sein und nicht als Eiche! Das wird Sie in zusätzliche Spannung versetzen und leichter brechen lassen. Sie werden wenige glückliche Momente erleben, jene wahrscheinlich, in denen Sie auf sich vergessen. **Zweitens** können Sie sich perfekt ernähren, damit Ihr „Schilfkörper" immer schön grün und gut „durchblutet" ist, damit er nicht spröde wird und gar nicht brechen kann. Das wird sich gut anfühlen, braucht aber ständige Zuwendung. **Drittens** können Sie sich sagen: „Gott sei Dank bin ich keine Eiche! Die Eiche steht immer nur da, ohne Regung, ohne Emotion, und bekommt überhaupt nichts mit von der Welt, in der sie lebt. Ich bin ein Schilf und bin stolz darauf! Ich stehe mitten im Wind, mitten im Leben und spüre jede kleinste Regung der Welt! Es ist zwar oft sehr anstrengend, vom Wind hin- und hergeweht oder im Winter unter dem Schnee begraben zu werden, aber im Frühjahr stehe ich wieder auf, vertraue auf die Sonne und die Kraft meiner Triebe und recke mich dem Licht entgegen! Jeden Moment kann ich genießen, weil ich weiß, dass er so wertvoll ist, weil er bald wieder vorbei ist. Ich lebe und darf es spüren! Und ich vertraue auf mich, meine Kraft, auf die Welt und auf den Schöpfer, dass er weiß, warum er mich als Schilf in diese Welt geboren hat und nicht als Eiche!"

Wie stark die Leber ist, wie gut man Stress aushält, hängt von der Niere ab, von unserem Jing, das wir von unseren Eltern bekommen haben. **Die Niere ist die Mutter der Leber.** Darum kann man nicht sagen, dass niemand Stress haben soll. Der eine ist Portier in einem Hotel und fühlt sich ständig unterfordert, was ihn stresst, weil nicht so viel zu tun ist. Der andere hat genau den gleichen Job und fühlt sich ständig gestresst, weil ihn der Kontakt mit Menschen so unendlich anstrengt. Der eine wird Arzt und geht erst so richtig in seiner Arbeit auf, wenn er einen Notfall nach dem anderen hat und als Einziger vollkommen ruhig bleibt. Der andere wird Arzt und merkt dann sehr spät, dass er die große Verantwortung für die Patienten nicht tragen kann. Die eine ist alleinerziehende Mutter von Zwillingen, arbeitet Vollzeit als Ärztin und macht daneben noch Nachtdienste für eine andere Abteilung, weil sie dort eine Ausbildungsstelle haben möchte. Als ihr der Chef dann sagt, dass sie den Job nicht bekommt, weil sie als Frau nicht belastbar ist, denkt sie sich einfach: „Solang ich zwei gesunde Hände habe, bin ich froh, arbeiten zu dürfen." (Das ist tatsächlich passiert!)

Und so sind wir alle verschieden, alle in bestimmte Körper hineingeboren, an bestimmten Plätzen unserer Erde ans Licht der Welt getreten und stellen uns dem Leben, Tag für Tag, jede/r auf seine/ihre Art. Und das, was chinesisch am Ende des Tages zählt, ist, dass der Puls entspannt ist und die Zunge keine Stresszeichen aufweist.

Work-Life-Balance bedeutet für jeden von uns, genau die richtige Dosierung aus Anspannung und Entspannung zu finden, damit wir ein gutes Leben führen und nicht durch Stress krank werden. Jeder Einzelne von uns muss also die folgenden Punkte selbst erkennen oder sich von jemand anderem in dieser Erkenntnis unterstützen lassen: Wann es besser ist, eine Schutzmauer gegen den Wind zu bauen, also **„Nein!“ zu sagen**; wann es besser ist, die Segel im Wind zu setzen, den Eustress zu genießen und trotzdem den Ausgleich zu suchen, in dem Wissen, dass auch der Eustress körperlich **Stress** bedeutet; und wann es angesagt ist, sich vollkommen dem Wind zu entziehen, sich in eine Höhle oder ein Haus zurückzuziehen, die Stelle zu kündigen, die Beziehung zu beenden oder das Land zu verlassen.

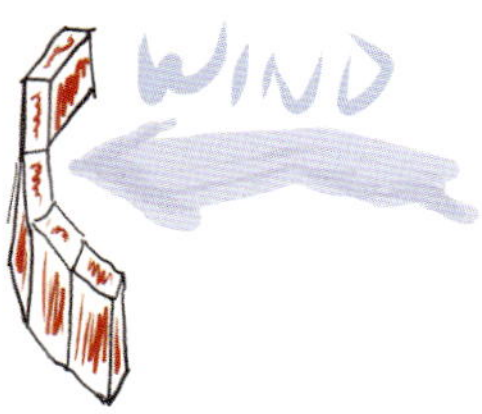

oder

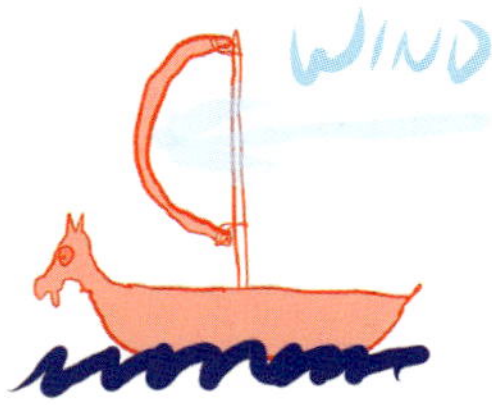

oder

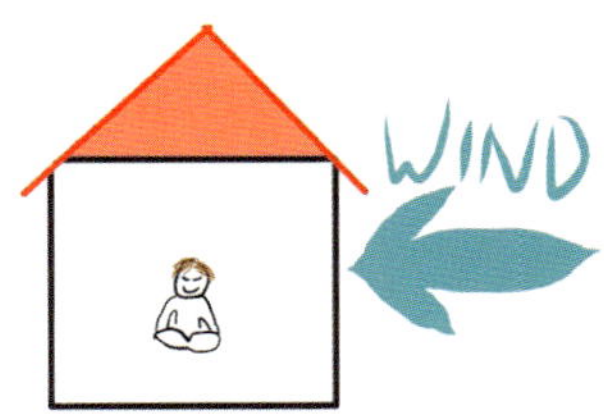

Jede Variante zu ihrer Zeit, in ihrer Dosierung und Intensität. Man muss oft nicht gleich auswandern, man kann sich auch einmal eine dreimonatige Auszeit nehmen. Man muss sich nicht gleich endgültig trennen, man kann auch einmal eine Pause machen, um in die Ruhe und weg von panikmachenden Emotionen zu kommen. Man muss nicht gleich endgültig **„Nein!“** sagen, sondern zum Beispiel: „Jetzt nicht, aber vielleicht nächstes Jahr!“

Stellen Sie sich folgende Fragen, falls Sie unter Beschwerden leiden, nicht schlafen können, unglücklich, traurig, verzweifelt oder wütend sind oder keinen Sinn im Leben sehen:

- **Wird es besser, wenn ich aus dem Wind gehe?** Sind die Beschwerden besser oder sogar weg, wenn Sie keinen Stress haben? Wenn ja, dann ist Ihre Beschwerde **stressbedingt** oder eine **Stresskrankheit.** Die Therapie lautet dann: „**Geh aus dem Wind!**"

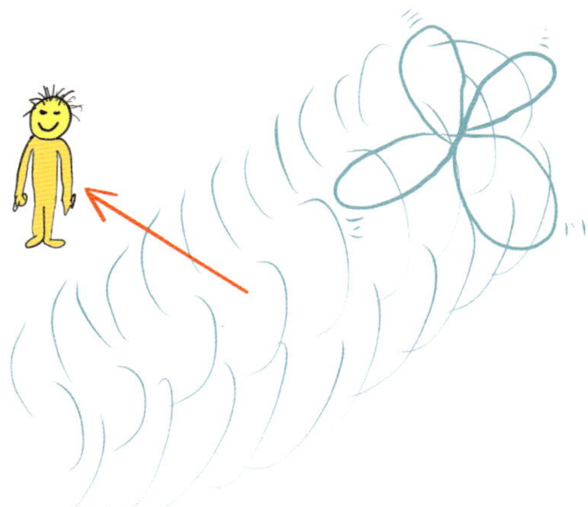

Dabei beschreiben viele, die unter Stress leiden, dass sie auch den **echten Wind** nicht aushalten. „Ich hasse Wind!", höre ich dann immer wieder, vor allem von Frauen. Das erinnert mich an eine Patientin, die stressbedingt große Probleme mit ihrer Monatsblutung hatte. Eines Tages hatte sie kurzerhand einen Flug an die Westküste Frankreichs gebucht, um dem Stress zu entfliehen. Doch sobald sie sich dem starken Wind der französischen Küste aussetzte, war auch die Menstruation weggeblieben. So kam sie dann in meine Praxis, nach Monaten ohne Menstruation.

- **Werden die körperlichen und seelischen Beschwerden, egal welche es sind, besser, wenn ich mich bewege?** Wenn Sie sich bewegen, nehmen Sie der Leber ihre Arbeit ab, alles im Körper, vor allem Qi und Blut, zu bewegen. Eine Müdigkeit verschwindet, eine Traurigkeit ist plötzlich verflogen, die Bauchkrämpfe sind auf einmal nicht mehr da, die Kopfschmerzen werden leichter, das Verschwommen-Sehen verschwindet, sobald Sie laufen oder walken, mit dem Rad fahren, Trampolin springen, Yoga machen oder im Fitnessstudio Gewichte stemmen. **Wenn Beschwerden durch Bewegung besser werden, liegt ihnen eine (Leber-)Qi-Stagnation (eine Blockade des Qi) zugrunde.** Die Therapie lautet dann: **Bewege dich täglich!** Täglich deshalb, weil Ihr Körper und Ihre Leber den Stress ja auch täglich aushalten müssen. Täglich auch deshalb, weil Sie die Bewegung dann verlässlich in den Alltag integrieren. Es kann ja jeden Tag eine andere Form der Bewegung sein. Wenn Bewegung die Lösung Ihrer Probleme ist, wären Sie ja Masochist, wenn Sie diese nicht täglich ausüben würden!

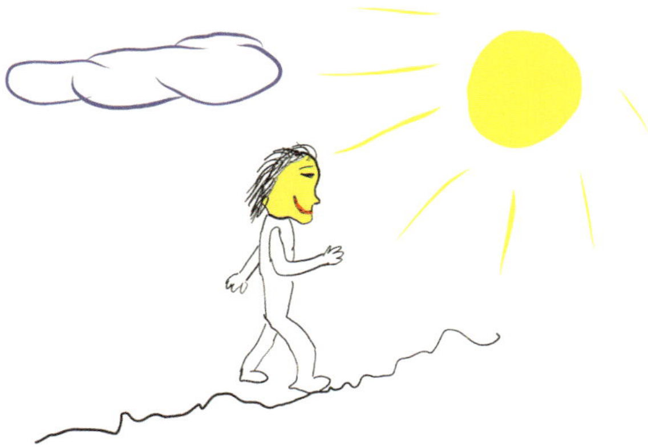

- **Werden die körperlichen und seelischen Beschwerden, egal welche es sind, besser, wenn ich mich hinlege?** Wenn das so ist, haben Sie chinesisch einen **Blut-Mangel**. Wenn Sie sich hinlegen, fließt all das Blut des Körpers zurück zur Leber. Auf einmal ist dann die Badewanne des Hun wieder voll und der Hun ist genauso schnell, wie er vorher aufbrausend war, wieder ganz ruhig und sanft. Erinnern Sie sich: **Stress verbraucht Blut.** Wenn Sie mit Ihrem Stresspegel nicht unbeschadet durch den ganzen Tag kommen, müssen Sie sich dazwischen **hinlegen**.

Unterteilen Sie doch Ihren Tag. Tun Sie so, als bestünde er aus zwei Teilen: Vormittag und Nachmittag. Dann müssen Sie sich morgens, wenn Sie aufstehen, nur dem Vormittag stellen, und diese paar Stunden sind leicht zu überschauen. Dann essen Sie gut zu Mittag, in aller Ruhe, und danach legen Sie sich hin! Machen Sie auch die **Augen zu**. Sie wissen, die Leber öffnet sich über die Augen. Wenn Sie die Augen schließen, entspannt sich die Leber automatisch. Dunkelheit bedeutet Yin. Yin beruhigt und stabilisiert. Gönnen Sie der Leber nach dem Mittagessen eine kurze **Yin-Zeit** (so wie die Nacht eine ist). Es ist egal, ob Sie dabei einschlafen oder nicht. Falls Sie einschlafen, ist es gut – machen Sie dann nur ein kurzes Nickerchen. Kurz träumen genügt, Sie brauchen keinen Tiefschlaf. Den braucht die Niere in der Nacht, nicht die Leber untertags. Weg vom Licht für eine gewisse Zeit ist zielführend genug. Früher habe ich regelmäßig Burn-out-Präventions-Seminare für Firmen gehalten und ich konnte in mehreren Firmen durchsetzen, dass ein Ruheraum eingerichtet oder ein Schlafsofa aufgestellt wurde und es war von der Geschäftsleitung sogar gewünscht, dass man sich zu Mittag kurz hinlegt. Warum? Weil man danach viel frischer ist, wieder klar im Kopf und in den Gedanken, viel leistungsfähiger, motivierter und längerfristig einfach glücklicher. Längerfristig wird dadurch Ihr Nachtschlaf viel besser. Durch den **Mittagsschlaf** geht der Spiegel aller Stresshormone wieder hinunter und wenn Sie den Nachmittag beginnen, startet auch Ihr Tagesstresspegel fast wieder bei null.

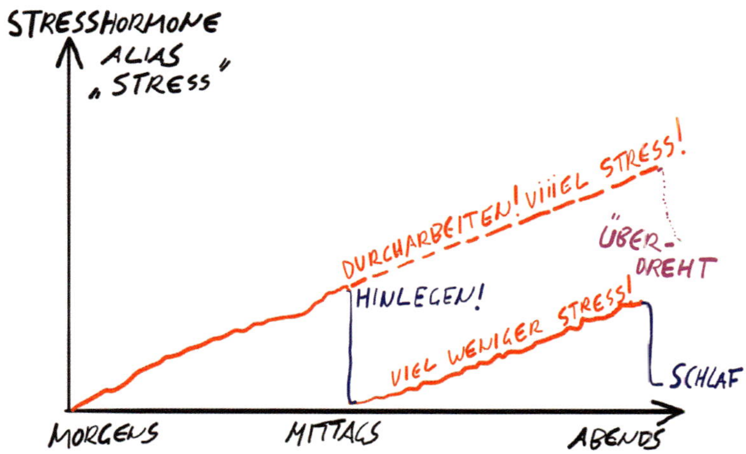

Zusätzlich sollten Sie untertags regelmäßig kurze Pausen machen, idealerweise etwa alle 90 Minuten. Man hat nämlich festgestellt, dass unser Biorhythmus sich an 90-Minuten-Intervallen orientiert. In der Nacht dauert ein Schlafzyklus mit oberflächlichem Traumschlaf (REM-Schlaf) und tiefem, traumlosen Schlaf (Non-REM-Schlaf) etwa 90 Minuten. Dieser Rhythmus geht untertags weiter. Es ist wohl kein Zufall, dass

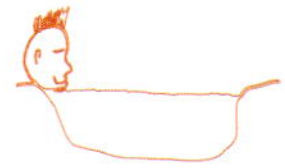

Spielfilme typischerweise 90 Minuten dauern. So lang können wir uns gut konzentrieren. Nach 90 Minuten des Arbeitens sollten Sie kurz an die Luft gehen, etwas anderes denken, in einem spannenden Roman weiterlesen, zwei, drei Yogaübungen machen, vielleicht einen Kopfstand, ein paar Kniebeugen, ein paar Liegestütze oder sich sogar für 3, 4 Minuten hinlegen und die Augen schließen. **Rauchpause ohne Rauch** könnte man das auch nennen, da Raucher sich diese Pause typischerweise immer nehmen. Viele andere haben dabei oft ein schlechtes Gewissen. Auch das könnten Sie mit der Firmenleitung besprechen. Diese kurzen Pausen sind ebenso leistungssteigernd wie das Hinlegen zu Mittag.

Auch Ruhe zu geben muss man lernen. Das gilt vor allem für die **„Eustressler"**, die gar nicht zu arbeiten aufhören wollen. Auch sie sind leistungsfähiger, entspannter und können nachts besser schlafen, wenn sie sich untertags Pausen gönnen.

Bereits in der Schule lernen wir, nach jeder Unterrichtsstunde eine Pause zu machen. Ich habe einmal einen Buben von acht Jahren gefragt, was ihm in der Schule am besten gefällt: „Die Pausen!", hat er mit Überzeugung gesagt. Der Bub hat es schon mit acht Jahren verstanden.

- **Werden meine körperlichen und seelischen Beschwerden sogar schlechter, wenn ich mich bewege oder anstrenge?** Dann hat die Leber die Milz bereits so geschwächt, dass sie nur noch wenig Qi, Energie, herstellen kann. Wenn Sie müde sind und durch Bewegung noch müder werden, bedeutet das, dass Sie einen Qi-Mangel haben. Da stehen Sie bereits mit einem Fuß im Burn-out, in der körperlichen und seelischen Erschöpfung. Der Körper macht Sie müde und sagt Ihnen auch noch, dass Sie nichts machen sollen, nicht einmal viel bewegen. Damit will er Sie zwingen, **Ruhe zu geben**. Ein Tier würde diese Symptome verstehen. Wenn einer unserer Hunde geschwächt ist, schläft er auch einmal drei Tage fast durch. Danach geht es wieder. Und wir? Kaffee, Aufputschmittel, Leitsätze wie „Nur nicht nachlassen" oder „Jetzt erst recht".

Doch halt: Hier überschreiten Sie eine Grenze! Das, was wir bisher an Stresssymptomen besprochen haben, war eine **Qi-Stagnation**, ein Steckenbleiben von Energie. Da ist noch nichts irreversibles Körperliches entstanden. Aber wenn Sie ständig weghören, was Ihr Körper Ihnen versucht zu sagen, um Sie wieder in Ihre Mitte zu bringen, werden Sie irgendwann das Gleichgewicht verlieren und es wird zu **irreversiblen Schäden im Körper** kommen! Wir sagen chinesisch: **Aus der Qi-Stagnation wird eine Blut-Stagnation.** Aus der weichen Ablagerung in den Gefäßen wird eine harte, irreversible „Verkalkung“: Aus dem erhöhten Blutdruck, der sich in der Nacht wieder normalisiert, wird ein sogenannter fixierter Bluthochdruck mit irreversibler Veränderung aller Blutgefäße, aus einer Stimmungsschwankung wird eine manifeste Depression, aus einer Blutzuckerfehlregulierung wird ein manifester Diabetes mellitus, aus einer hitzebedingten Entzündung im Magen mit leichtem Sodbrennen wird ein Magengeschwür, aus Rückenschmerzen wird ein Bandscheibenvorfall, aus einem fallweise überhitzten Darm wird Darmkrebs, aus seelischem Leid mit ständiger Überlastung und reversiblen Verdauungsstörungen wird Brustkrebs und aus spannungsbedingt verengten Blutgefäßen ein Herzinfarkt oder ein Schlaganfall. **Aber so weit wollen wir es nicht kommen lassen. Chinesische Medizin bedeutet Prävention, bedeutet, rechtzeitig zu erkennen, dass das körperliche Segelschiff im Sturmwind des westlichen Lebens in die falsche Richtung segelt.**

Stoppen Sie daher die (Leber-)Qi-Stagnation! Verhindern Sie, dass eine dauerhafte Blockade alias Blut-Stagnation in Ihrem Körper entsteht! Seien Sie lieb zu Ihrer Mitte (zehn Punkte!) **und** entspannen Sie Ihre Leber!

Alarmzeichen sind die folgenden: Die Beschwerden gehen nicht mehr weg. Sie können nicht mehr schlafen. Sie schaffen es nicht, aus dem Wind zu gehen. Einfach sterben klingt viel leichter, als Ihre Probleme zu lösen. Sie können einfach nicht mehr. Oder Sie merken gar nichts, aber alle um Sie herum schütteln schon den Kopf, weil Ihnen der Wind schon aus allen Körperöffnungen weht.

Dann müssen Sie sich helfen lassen! Jetzt, sofort. „Dafür habe ich jetzt keine Zeit!“, höre ich Sie sagen. **Niemand hat je Zeit, um krank zu sein.** Den richtigen Moment für Krankheit gibt es nicht. **Jetzt!** Weil Sie sonst eines Tages fragen werden: „Warum ich?“ **Jetzt!** Weil vielleicht noch alles umkehrbar und reparierbar ist. **Jetzt!** Weil es sich einfach herrlich anfühlt, Hilfe zu bekommen und dann mit Unterstützung wieder aus der Grube, welche der Wind erzeugt hat, herauszukommen.

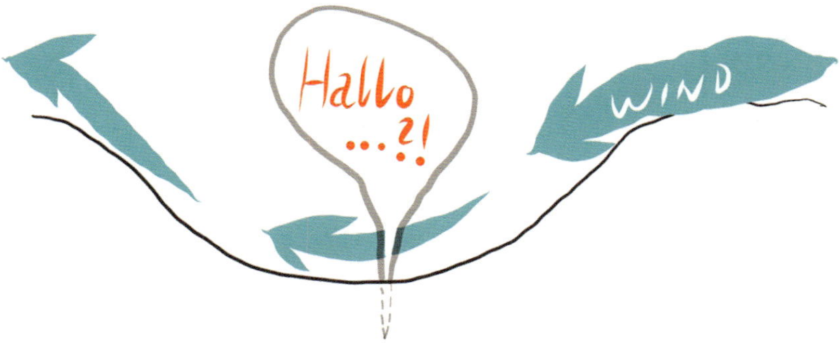

Viele Menschen kommen zu mir, weil sie Angst haben, zu einem westlichen Arzt zu gehen oder denken, sich den Besuch beim westlichen Arzt und all die verschiedenen Untersuchungen zu ersparen. Sie glauben, ich lege ein bisschen meine Hände auf (den Puls), schreibe ein paar Kräuterchen auf, setze ein paar Nadeln und alles ist wieder gut. **So funktioniert das leider nicht!** Ich veranlasse dann genauso eine Gastroskopie oder Koloskopie, ich spreche mich dann genauso mit dem Internisten ab, um möglichst schnell die Ergebnisse zu haben. **Unsere westliche Medizin kann viel besser im Körper nachsehen als wir TCM-Ärzte mit unserer Puls- und Zungendiagnose.** Es ist dann etwas anderes, was wir mit dem Ergebnis der westlichen Untersuchung machen, aber wir müssen einmal ganz genau wissen, was körperlich schon alles passiert ist oder eben noch nicht! **Unsere Stärke hier im Westen ist die Kombination von West und Ost.** Für jede Situation die richtige Untersuchung, die richtige Therapie.

Also, reden Sie einmal mit Ihrem Hausarzt und sagen Sie ihm offen und ehrlich, was los ist. Wenn Sie jemand anderen zum Reden brauchen, dann suchen Sie einen Psychotherapeuten, eine Freundin, einen Pfarrer, die Schwiegermutter der Nachbarin, den Onkel dritten Grades auf. Egal wen, aber **reden Sie** und lassen Sie sich helfen! Oft genügt es schon, dass man einen anderen Blickwinkel als den eigenen präsentiert bekommt und realisiert, wie es um einen wirklich steht. Es gibt immer eine Lösung.

GESICHT

ZEITDRUCK

SÜSS

KEIME ERDE WEISS

NASE

FALSCHS IDEALE

SELBSTBILD

THERAPIE *der* STRESS-KRANKHEITEN

„Plane das Schwierige da,
wo es noch leicht ist!
Tue das Große da, wo es noch klein ist!
Alles Schwere auf Erden
beginnt stets als Leichtes.
Alles Große auf Erden
beginnt stets als Kleines.“

LAOTSE

THERAPIE MIT KRÄUTERN

Neben all den Lebensführungsmaßnahmen gibt es auch die Möglichkeit, Arzneimittel zu nehmen, um dem Stress Herr oder Frau zu werden. Bei **leichten Beschwerden** kommt man meist mit westlichen Kräutern und Teezubereitungen aus. Bei **stärkeren Beschwerden** steige ich meist auf chinesische Kräuterzubereitungen um. **Wenn der Hut brennt,** wenn es schnell gehen muss oder wenn die Beschwerden schon sehr stark sind, verwende ich westliche pharmazeutische Medikamente.

Schafft man es nicht, allein durch die Lebensführung, den Stressabbau mit Bewegung und Entspannung, sich emotional ausgeglichen zu fühlen und innerlich ruhend, kann das den Schlaf beeinträchtigen und so die Belastbarkeit untertags weiter vermindern. Auch kann man die Unruhe im Bauch spüren mit leichten Magenbeschwerden, Blähungen und Appetitverlust.

Da können westliche Kräuter gut unterstützen. Ein typisches Beispiel dafür ist die Rosenwurz.

Rosenwurz

Die Wurzel der Rosenwurz, der Rosenwurzwurzelstock, wurde schon vor Jahrhunderten in Sibirien verwendet, um den Körper und die Psyche zu kräftigen. Ende des 20. Jahrhunderts hat man sie bei uns wiederentdeckt. Seither findet man sie in zahlreichen Präparaten (zum Beispiel Vitango® 200 mg pro Kapsel), welche als Nahrungsergänzungsmittel auf dem Markt sind. Die überzeugendste Wirkung ist jene gegen Stresssymptome, wobei Erschöpfung und Abgeschlagenheit am besten ausgeglichen werden. Als Tee wird diese Wurzel nicht konsumiert, da sie sehr bitter ist. Der Name leitet sich übrigens vom Rosenduft der geriebenen Wurzel ab.

Weitere spannungslösende Kräuter

Als weitere sanft spannungslösende und beruhigend wirkende Kräuter seien noch **Baldrian, Melisse, Hopfen** und **Passionsblume** genannt. Dabei sind mehrere Präparate, vor allem auch Kombinationspräparate (zum Beispiel Vivenox® Day), auch zusammen mit **Johanniskraut** (zum Beispiel Sedariston® Konzentrat Hartkapseln), welches stimmungsaufhellend und sanft antidepressiv wirkt, im Handel. Wichtig ist, diese zunächst einmal am Abend auszuprobieren, da die Mittel auch für die Förderung des Schlafs genutzt werden. Wenn Sie bemerken, dass bei Ihnen kein Einschlafeffekt bemerkbar ist, Sie sich aber entspannter, ausgeglichener und ruhiger fühlen, können Sie das Mittel nutzen, um sich Ihrem Alltag und Ihrem Tagesstress ruhiger und klarer zu stellen.

Bei leichten Stressbeschwerden können die nachfolgenden Tees Abhilfe schaffen.

Westliche Teezubereitungen

Ich empfehle in meiner Arztpraxis sehr gern die regelmäßige Einnahme von Teemischungen, da ihre Wirkung sanft ist und das regelmäßige Teetrinken ein wunderbares Ritual darstellt, um die Pausen, die Sie ja untertags mehrmals machen sollen, mit Genuss und sanfter Wirkung zu füllen. Dabei können wir uns die spannungslösende und beruhigende Wirkung so mancher heimischer Kräuter zunutze machen. Teezubereitungen haben keine Nebenwirkungen, da Sie ja jeweils die gesamte Pflanze (oder einen Teil davon) verwenden und nicht nur einen einzelnen Wirkstoff, wie es bei industriell verarbeiteten Pflanzenpräparaten der Fall ist.

Bitte verwenden Sie die Kräuter aus der Apotheke und nicht selbstgepflückte, außer Sie haben viel Erfahrung mit den Kräutern und diese stammen aus Ihrem Garten oder aus der unberührten Natur. Bei den Kräutern aus der Apotheke haben Sie die Garantie, dass die Inhaltsstoffe in der korrekten Menge, aber keine Giftstoffe enthalten sind.

All diese Teemischungen erhalten Sie rezeptfrei in Ihrer Apotheke. Die bei den Formeln in Klammern angegebene Zahl ist eine Anweisung für den Apotheker, wie zerkleinert die Pflanzenteile sein sollen. Achten Sie darauf, dass Ihnen der Tee vor allem einmal schmeckt – sonst werden Sie ihn nicht dauerhaft trinken – und einfach guttut. Eine sanfte Wirkung steht hier im Vordergrund.

Beginnen Sie Ihr eigenes Teeritual, egal ob in der Früh oder am Abend, und kombinieren Sie es mit entspannenden Tätigkeiten wie dem Lesen eines guten Buchs oder dem Hören von entspannender Musik.

Zur Anwendung der Kräutertees sowie der Hanftees: Trinken Sie zwei- bis viermal täglich eine Tasse. Übergießen Sie jeweils einen gehäuften Teelöffel für eine Tasse mit kochendem Wasser und lassen Sie den Tee etwa 10 Minuten ziehen. Trinken Sie den Tee warm. Sie können auch mehrere Portionen auf einmal zubereiten, in eine Thermoskanne füllen und über den Tag verteilt zu sich nehmen. Jeder Schluck ist eine „Streicheleinheit von innen“.

BERUHIGENDER TEE 1 (Species sedativae I)

Melissenblätter (11200)	10 g
Pfefferminzblätter	10 g
Bitterorangenblüten (11200)	10 g
Bitterorangenschale (5600)	10 g
Baldrianwurzel (5600)	60 g

Melisse beruhigt, Pfefferminze kühlt, Bitterorange entspannt und schmeckt gut, Baldrian beruhigt und entspannt.

BERUHIGENDER TEE 2 (Species sedativae II)

Hopfenzapfen	40 g
Melissenblätter (11200)	50 g
Lavendelblüten (5600)	10 g

Den Geschmack von Hopfen muss man mögen. Hopfen ist jener Bestandteil im Bier, der für die Entspannung und Schlafförderung zuständig ist. Melisse beruhigt, Lavendel entspannt und wirkt angstlösend. Dies ist ein wunderbar duftender (Lavendel-)Tee.

BERUHIGENDER TEE 3 (Species sedativae III)

Melissenblätter (11200)	40 g
Passionsblumenkraut (11200)	30 g
Kamillenblüten	20 g
Orangenblüten	10 g

Melisse und Passionsblume beruhigen den Geist, Kamille und Orangenblüte lösen die Spannung im Körper (sowie im Bauch und Magen). Diese Mischung ist schon rein optisch eine Entspannung. Sie schmeckt auch wunderbar und ist daher für Kinder besonders geeignet.

BERUHIGENDER TEE 4 (Species sedativae IV)

Johanniskraut (11200)	50 g
Melissenblätter (11200)	40 g
Orangenblüten	10 g

Johanniskraut entspannt und wirkt stimmungsaufhellend, Melisse beruhigt den Geist, Orangenblüten lösen Spannung.

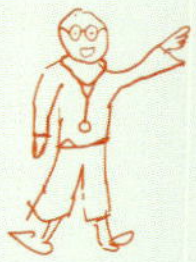

Westliche Kräuter zur Entgiftung

Wie Sie wissen, hat die chinesische Leber nicht nur die Aufgabe, Stress abzubauen, sondern auch zu entgiften, so wie es auch die westliche Leber tut. Wenn man die Entgiftungsfunktion der Leber ankurbelt, hält man auf einmal wieder mehr Stress aus! Stressabbau im Körper bedeutet daher auch: Entgiften!

Bitterkräuter leiten Toxine und Giftstoffe aus, indem sie die Verdauungstätigkeit im Magen und Darm anregen, die Enzyme in der Leber aktivieren und den Gallenfluss in Schwung bringen. Außerdem reinigen sie die Harnwege. Bittertees werden gern auch als Leber- oder Gallenblasentee bezeichnet. Wer den bitteren Geschmack liebt und braucht, ist hier richtig!

BITTERTEE (Species amaricantes)

Wermutkraut (11200) .... 20 g
Tausendguldenkraut (11200) .... 20 g
Bitterorangenschale (5600) .... 20 g
Bitterkleeblätter (11200) .... 10 g
Kalmuswurzelstock (11200) .... 10 g
Enzianwurzel (11200) .... 10 g
Zimtrinde (5600) .... 10 g

Hier schreibt man bitter wohl mit 5 „t“. Spannend ist diese Kombination auch deshalb, weil wir in der Chinesischen Medizin bei bitteren kalten Kräutern immer Zimt dazugeben, um den Darm zu wärmen und die Darmbakterien zu schützen. Das wird hier westlich genauso gemacht. Dies ist eine stark absenkende, stark beruhigende, desinfizierende und entgiftende Mischung, die zur **Unterstützung starker Stressbelastung** geeignet ist, falls Sie den bitteren Geschmack mögen. Falls nicht, wählen Sie bitte eine andere Mischung.

LÖWENZAHNTEE

Ist es Frühling oder Frühsommer, so können Sie sich einen frischen Löwenzahntee zubereiten, der **wunderbar entgiftet und die Leber entlastet**, sodass Sie Wind und Stress wieder besser vertragen. Verwenden Sie die Blätter und die Wurzeln. Die Blüten mit den Stängeln brauchen Sie hingegen nicht. Befüllen Sie einen Topf und bedecken Sie die Pflanzenteile gut mit Wasser, lassen Sie das Ganze etwa 10 Minuten köcheln, seihen Sie es durch ein Sieb ab und trinken Sie die Menge verteilt auf ein bis zwei Tage. Sie können den Tee auch jeweils mit Wasser verdünnen, falls Ihnen das Getränk zu bitter ist.

Falls nicht gerade Frühling ist oder Sie nicht an schöne Löwenzahnpflanzen herankommen, können Sie sich diese auch getrocknet in der Apotheke besorgen. Dann reicht es, diese aufzugießen und 10 Minuten ziehen zu lassen, wie bei den anderen Tees üblich.

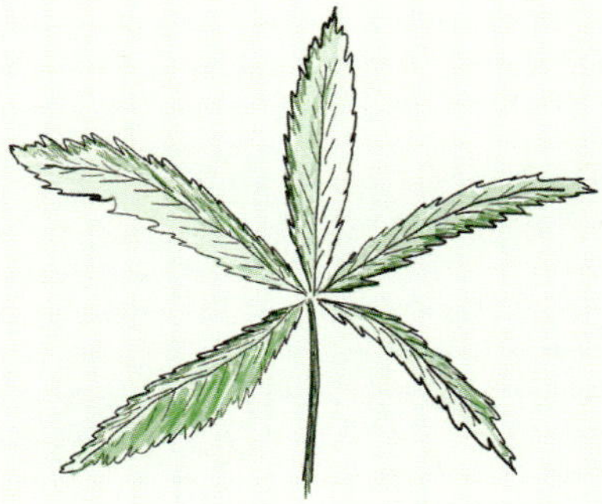

Hanf

Auch Hanf, eine uralte heimische Kulturpflanze, kann bei leichten Stresssymptomen wie Nervosität und Schlafstörungen gut helfen.

Hanf (Cannabis) ist eine Pflanzengattung innerhalb der Familie der Hanfgewächse. Hanf gilt als eine der ältesten Nutz- und Zierpflanzen der Erde. Aus den verschiedenen Teilen der Pflanze können **verschiedene Produkte** hergestellt werden: Seile aus den Fasern, Speiseöl aus den Samen, ätherisches Öl aus den destillierten Blättern und Blüten, Haschisch und Marihuana aus getrockneten Blättern, Blüten und Blütenständen. Medizinisch interessant sind die Inhaltsstoffe, welche als **Cannabinoide** bezeichnet werden, vor allem **Tetrahydrocannabinol (THC)** und **Cannabidiol (CBD)**. Psychisch aktiv ist – weswegen die Pflanze als Rauschgift verwendet wird – vor allem das THC. In den meisten Ländern gilt das Rauschmittel Cannabis als illegal. Die Wahrscheinlichkeit, an Schizophrenie zu erkranken, ist bei regelmäßigem Konsum als Rauschmittel um 37 Prozent erhöht.

Unterschreitet der THC-Gehalt in einem Hanfprodukt 0,2%, gilt dieses als nicht berauschend und ist legal zu erwerben. Produkte mit höherem THC-Gehalt können über die Apotheke bezogen werden und sind verschreibungspflichtig.

Der Konsum von **CBD-Hanfprodukten** ist legal und nicht berauschend. **CBD** wirkt beruhigend und angstlösend, löst Krämpfe, wirkt gegen Entzündungen und Übelkeit. CBD ist sehr wirksam bei chronischen Angst- und Spannungszuständen, chronischen Schmerzen in Muskeln und Gelenken, bei chronischen Kopfschmerzen, bei Schlafstörung und ist stimmungsaufhellend bei Depression.

CBD-Öle sind unbedenklich anzuwenden und beinhalten kein Suchtpotenzial. Im Gegenteil, die gesundheitsförderlichen Effekte dürften deutlich überwiegen. Handelsübliche CBD-Öle erhält man in einer Konzentration von 2%, 5% und 10%. Je höher die Konzentration ist, desto teurer ist das Produkt. Die Dosierung eines 2- bis 5-prozentigen CBD-Öls liegt bei 3 bis 5 Tropfen zweimal täglich (direkt auf die Zunge aufgebracht oder mit Marmelade, Dicksaft, Honig etc. hinuntergeschluckt).

Gute Erfahrung habe ich auch mit **Hanftee**. Handelsüblicher Hanftee ist THC-frei oder hat unter 0,2% THC-Gehalt und ist legal erhältlich. Dabei machen wir uns speziell die spannungslösende Wirkung von Hanf zunutze. Bewährte Mischungen aus meiner Praxis sind folgende:

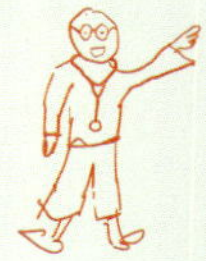

BERUHIGENDER HANFTEE

Melissenblätter	10 g
Pfefferminzblätter	10 g
Bitterorangenblüten	10 g
Bitterorangenschale	10 g
Hanf (THC-frei)	60 g

Dieser Tee ist beruhigend, angstlösend, wohlschmeckend und wunderschön anzusehen.

SCHLAFTEE MIT WESTLICHEN KRÄUTERN

Johanniskraut	30 g
Hopfen	30 g
Hanf (THC-frei)	30 g
Süßholzwurzel	10 g

Dieser Tee ist verfeinert mit Süßholz, um den Geschmack etwas aufzupeppen und den Magen zu entspannen. Er löst Ängstlichkeit, wirkt gegen depressive Verstimmung, bringt den Geist wieder zur Ruhe und wirkt sanft schlaffördernd.

MAGENTEE MIT HANF

Wermutkraut	10 g
Schafgarbenkraut	20 g
Pfefferminzblätter	10 g
Bitterorangenschale	20 g
Hanf (THC-frei)	40 g

Dieser Tee hilft bei Angst, vor allem auch dann, wenn man Stress und Anspannung im Magen spürt und auf Angst und Stress mit Bauchschmerzen und Übelkeit reagiert. Schafgarbenkraut unterstützt zusätzlich das Yin, die Substanz des Magens und macht ihn dadurch kräftiger.

WINDTREIBENDER TEE MIT HANF (bei Blähungen, Bauchkrämpfen und nervösem Bauch)

Kümmel (zerstoßen)	15 g
Kalmuswurzel	15 g
Kamillenblüten	15 g
Melissenblätter	15 g
Hanf (THC-frei)	40 g

In diesem Tee finden sich die verdauungsunterstützenden Gewürze Kümmel und Kalmus, die beruhigende und krampflösende Kamille, die entspannende Melisse und Hanf. Er hilft bei Angst und Stresssymptomen, wenn man körperlich mit Blähungen, Bauchschmerzen und Durchfall reagiert.

Chinesische Kräutermischungen

Die chinesischen Kräuter sind die traditionellen Medikamente der TCM. Hinter dem Begriff „Kräuter" verbergen sich pflanzliche, mineralische und tierische Stoffe, wobei wir im Westen fast ausschließlich mit den Pflanzenbestandteilen (also echten Kräutern) auskommen. Chinesische Kräuter werden entsprechend einer chinesischen Diagnose, welche durch Befragung, Puls- und Zungenschau gestellt wird, verschrieben.

In diesem Buch empfehle ich Ihnen nur Kräutermischungen als **Granulate**, weil diese eine sehr sichere Darreichungsform sind, und nur solche Mischungen, bei denen Sie praktisch nichts falsch machen können. Sie können sich das so vorstellen: Aufgrund der Symptome ist schon gut erkennbar, was der Körper wahrscheinlich braucht. Mit einer zusätzlichen Puls- und Zungenbetrachtung erkennt man noch viel besser, was dem Körper fehlt. Das, was ihm fehlt, wird möglichst perfekt mit den chinesischen Kräutern ersetzt. Der Körper wird sich nur dann alle Nährstoffe aus den Kräutern holen, wenn er sie wirklich benötigt. Wenn Sie also eine chinesische Kräutermischung zu sich nehmen, die Ihr Körper nicht braucht, wird er sich keine Nährstoffe herausnehmen und es passiert – nichts! Sie werden weder eine Verbesserung noch eine Verschlechterung spüren. Die wunderbaren chinesischen Kräuter finden sich dann in Ihren Ausscheidungen, also im Stuhl und Harn, wieder und so manches Bakterium wird sich über die „gesunde Ausscheidung" freuen.

In diesem Buch empfehle ich Ihnen die sogenannten **W-Mischungen**, „Weidinger-Mischungen" oder „Mischungen für den Westen". Diese sind Erfahrungsmischungen aus meiner Arztpraxis der letzten 25 Jahre und mittlerweile unter Ärzten und Patienten sehr bekannt und beliebt.

Im Jahr 2014 erschien das Buch „Die chinesische Hausapotheke" im Goldmann Verlag. In diesem werden die ersten 25 W-Mischungen, welche die Basis aller weiteren W-Mischungen sind, aufgelistet und genau erklärt. Mein Anliegen war es, chinesische Kräutermischungen für alle zugänglich und verfügbar zu machen.

Alle W-Mischungen finden Sie auf meiner Homepage **www.georgweidinger.com** unter dem Menüpunkt „W-Mischungen" erklärt. Dort sehen Sie auch, wo man die Kräuter erhält. Prinzipiell erhalten Sie die W-Mischungen in all jenen Apotheken, die chinesische Kräuter führen. Auf der Homepage findet sich eine Liste von Apotheken, die die W-Mischungen rezeptfrei – also ohne ärztliche Verordnung – abgeben.

Da prinzipiell alle chinesischen Kräuter vom Gesetz her keine Medikamente, sondern Nahrungsergänzungsmittel sind, können chinesische Kräuter frei in der Apotheke abgegeben werden. Es liegt in der Hand und der Verantwortung der jeweiligen Apothekerin oder des jeweiligen Apothekers, dies zu tun.

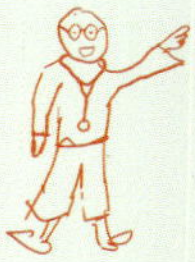

Bei den W-Mischungen funktioniert das in der Regel ausgezeichnet, da es anwendungssichere Erfahrungsmischungen sind.

Die Rücksprache mit Ihrem behandelnden Arzt oder Ihrer behandelnden Ärztin ist aber immer sinnvoll und zu empfehlen! Die W-Mischungen sind so zusammengesetzt, dass sie sicher in der Anwendung sind, wenn Sie ein paar Spielregeln (siehe auch auf meiner Homepage) beachten.

Die **Dosierung** dieser Kräutergranulate ist für **Erwachsene** zwei- bis dreimal täglich 3 Gramm, wobei das Granulat in heißem Wasser aufgelöst und – falls man diesen gut verträgt – mit etwas geriebenem Ingwer versetzt kurz vor den Mahlzeiten eingenommen wird. Für **Kinder** unter vier Jahren nimmt man zweimal täglich 1 Gramm, für Kinder im Alter von vier bis sechs Jahren zweimal täglich 1,5 Gramm, Kinder von sechs bis zwölf Jahren bekommen zweimal täglich 2 Gramm, Kinder über zwölf Jahren zwei- bis dreimal täglich 3 Gramm.

Akute Beschwerden werden mit den Kräutern so lang behandelt, bis sie weg sind. Bei chronischen Beschwerden können Sie die Mischung drei Monate durchgehend nehmen. Danach sollten Sie eine Pause von drei Wochen machen, damit sich der Körper nicht zu sehr an die Einzelkräuter gewöhnt. Nach dieser Pause können Sie die Mischung weiternehmen.

Wenn Sie bei der Einnahme der Kräuter unsicher sind oder neue Beschwerden auftreten, pausieren Sie sofort mit der Mischung und fragen Sie Ihren Arzt oder Apotheker, wie Sie mit dem Granulat verfahren sollen. Aus Erfahrung projiziert man alle Beschwerden, die gerade auftreten, auf eine neue Therapie, die man gerade begonnen hat, so auch bei den Kräutern. Aber pausieren Sie trotzdem im Zweifelsfall immer erst einmal, dann warten Sie, ob die Beschwerden wiederkommen, und dann machen Sie eventuell mit einer niedrigeren Dosierung weiter.

DIE HÄUFIGSTEN STRESSKRANKHEITEN UND WAS MAN DAGEGEN TUN KANN

„Die Verantwortung für sich selbst ist die Wurzel jeder Verantwortung."

MONG DSI

Manager-Stress: hoher Blutdruck, rote Augen & Kopfschmerzen

Stellen Sie sich den typischen Manager vor: immer mit Vollgas im Job, oft mit voller Motivation (Eustress), aber auch immer wieder am Limit (Disstress), sehr schnell am Überkochen, typischerweise ein Mann, aber oft auch eine Frau, die sich in der Männerwelt behaupten muss. Oder stellen Sie sich eine typische Karrierefrau vor: mit Vollgas im Job, zusätzlich die Kinder – vielleicht auch noch alleinerziehend – und der Haushalt. Der Katalog der Beschwerden kann sehr lang sein. Entscheidend ist, dass die **Beschwerden stressabhängig sind und bei Bewegung besser werden.**

Die wichtigsten Beschwerden sind folgende: **Alle Beschwerden, die mit einer ausgeprägten Leberspannung, einer Leber-Qi-Stagnation, einhergehen und die stressabhängig sind, also in und nach einer stressigen Situation auftreten, vor allem:** Erschöpfung, kalte Extremitäten, Kopfschmerzen, Migräne, Muskelverspannungen vor allem im Schultergürtelbereich (Cervikalsyndrom, CVS), Bauchkrämpfe, Oberbauchschmerzen (in der westlichen Magen- und Gallenblasen-Gegend), Menstruationsbeschwerden (Schmerzen vor und während der Regel); Blähbauch mit Spannung in Bauch und Brust sowie Engegefühl im Brustkorb (bis hin zur Atemnot und Panikattacke), Leistenschmerzen, Unterleibsschmerzen (die chinesische weibliche Leberregion), Spannung der Brust, Rippenbogenschmerzen (die chinesische männliche Leber-Gallenblasen-Gegend), Reizbarkeit, Heißhunger auf Süßes, das metabolische Syndrom (mit Bluthochdruck, hohen Blutfetten, eventuell hoher Harnsäure im Blut, Übergewicht,

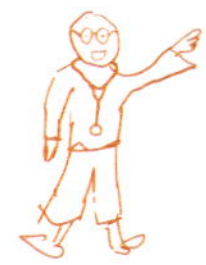

Diabetes mellitus oder beginnender Blutzuckerregulationsstörung), dann noch rote und entzündete Augen, brennende und juckende Hautausschläge, Schlafstörungen in Stresszeiten, emotionale Entgleisungen mit vermehrter Aggression und Wutausbrüchen sowie **Wind-Symptome** wie Juckreiz und Muskelzuckungen (sehr häufig das Oberlid, der äußere Augenwinkel, einzelne Muskeln des Oberarms oder Oberschenkels). All das schreit nach der chinesischen Kräutermischung W22.

W22, WEIDINGER-MISCHUNG NUMMER 22, „DIE VOLL GESPANNTE LEBER“

(Chai Hu Shu Gan San; Bupleurum-Dekokt, das die Fülle der Leber befreit)

CHEN PI	Pericarpium Citri Reticulatae	19,00%
CHAI HU	Radix Bupleuri	19,00%
CHUAN XIONG	Radix Ligustici Wallichii	14,00%
ZHI KE	Fructus Citri Aurantii	14,00%
BAI SHAO YAO	Radix Paeoniae Lactiflorae	14,00%
ZHI GAN CAO	Radix Glycyrrhizae Uralensis (grillé au miel)	6,00%
XIANG FU	Rhizoma Cyperi	14,00%

Die Mandarinenschale (CHEN PI) und -frucht (ZHI KE) lösen die Qi-Stagnation der Leber, die chinesische Hasenohrwurzel (CHAI HU) löst Spannung an der Oberfläche, an der Haut (bei Beschwerden wie Juckreiz und Hautausschlägen), der Nussgraswurzelstock (XIANG FU) löst Spannung in der Tiefe, in den Organen, und die Wurzel der Pfingstrose (BAI SHAO YAO) kühlt und entspannt die Leber und baut das Blut sanft auf.

Wenn Ihnen die Mischung guttut, Ihre Beschwerden weniger werden und Sie endlich wieder zur Ruhe kommen, dann nehmen Sie die Mischung bitte **drei Monate lang**. Hören Sie nicht zu früh auf, auch wenn die Symptome schon sehr bald verschwinden. Falls die Beschwerden nicht besser werden, wechseln Sie frühestens nach ein bis zwei Monaten zu einer anderen Mischung. **Die chinesische Medizin ist sehr effektiv, aber leider oft furchtbar langsam.** Ich weiß, Sie hätten Ihre Beschwerden gern schon gestern weg, aber so funktioniert das leider nicht. Sehen Sie die chinesischen Kräuter eher wie eine **Nachhilfe für den Körper**. Wenn es der Körper dann endlich verstanden hat, bleibt die Wirkung dafür bestehen, vorausgesetzt, und das ist nun sehr wichtig, Sie nutzen die Zeit, sind lieb zu Ihrer Mitte, steigen aus dem Windkanal aus, bewegen sich täglich und machen Ihre Pausen untertags.

Machen Sie Ihre Hausaufgaben, nur dann bringt die Nachhilfe etwas!

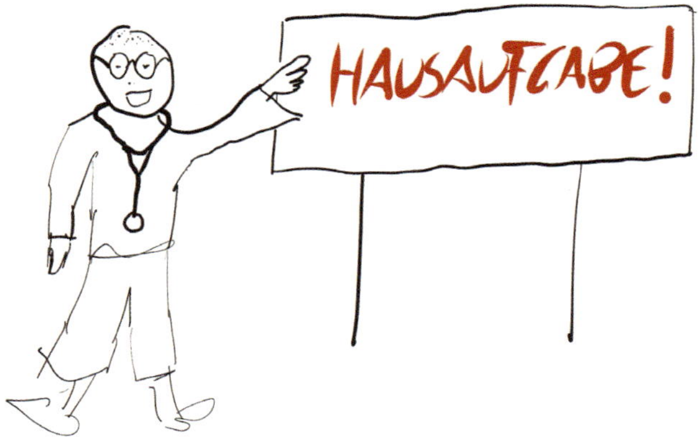

Kinder-Stress: Bauch, Schlaf & Seele

Ich bin immer wieder verwundert und auch entsetzt, wie viel Spannung ich in den Pulsen unserer Kinder finde. Der Xian mai, der bereits beschriebene Bogensehnen-Puls (auch als saitenförmiger Puls bezeichnet), ein langer, sehr gespannter Puls, ist nicht (mehr) nur den erwachsenen Mitgliedern unserer westlichen Gesellschaft vorbehalten, sondern findet sich oft schon bei Kindergartenkindern! Sie erinnern sich vielleicht: In China ist der Xian mai primär ein Zeichen von Geisteskrankheit („She is crazy!"). Nun haben schon unsere Kinder einen solchen Puls? Das können sie dann nur von uns haben, von dem Leben, das wir ihnen aufzwingen, mit viel Struktur, „Auf-die-Uhr-Schauen", „Beschäftigt-Werden", „Irgendetwas-machen-Müssen", „Gesund-essen-Müssen" usw. Kinder sollten mit vier Jahren noch keine Hobbys haben müssen. Ihre Hauptaufgabe sollte es sein, die Welt spielerisch zu entdecken. Wenn wir ihnen jedoch zu starre Strukturen vorgeben, werden das freie Entdecken und Spielen sehr schwierig. In Afrika sagt man, für die Erziehung eines Kindes braucht man „ein ganzes Dorf". Auch das fehlt vielen Kindern in unserer Gesellschaft: im Alltag mit verschiedenen Menschen und Generationen eines Dorfes zu tun zu haben, um nicht hundertprozentig an den Eltern zu kleben und diese nicht als das Maß aller Dinge zu sehen und

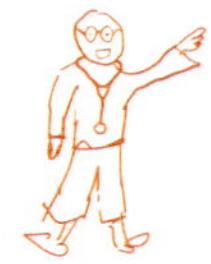

zu erleben. Wir Eltern sind nun einmal im Alltag sehr gefordert und das vermitteln wir unseren Kindern. Sie lernen von uns mehr durch das, was wir ihnen vorleben, als durch das, was wir ihnen sagen. Wenn unsere Worte nicht mit dem übereinstimmen, was wir leben, nehmen wir unseren Kindern Sicherheit. Natürlich sind unsere Worte wichtig, aber eben auch die „Nicht-Worte". All das spiegelt sich in den gestressten Pulsen von Kleinkindern wider! Eine wunderbare Mischung aus meiner Arzt-Praxis speziell für Kinder ist W1.

W1, WEIDINGER-MISCHUNG NUMMER 1, „DIE MITTE DES KINDES"

BAI SHAO YAO	Radix Paeoniae Lactiflorae	50,00 %
GUI ZHI	Ramulus Cinnamomi Cassiae	20,00 %
DA ZAO	Fructus Zizyphi Jujubae	20,00 %
ZHI GAN CAO	Radix Glycyrrhizae Uralensis (grillé au miel)	10,00 %

Das Hauptkraut in dieser Mischung ist die Wurzel der chinesischen Pfingstrose (BAI SHAO YAO). Sie ist in ihrer Wirkung sanft, entspannt die Leber, kühlt und baut das Blut auf. BAI SHAO YAO bietet uns alles, was wir als „Anti-Stress-Kraut" brauchen! In dieser Mischung finden sich zusätzlich die Zimt-Ästchen (GUI ZHI), die chinesische Dattel (DA ZAO) sowie das Süßholz (ZHI GAN CAO). Diese wohlschmeckende Mischung ist ideal für Kinder, aber auch als sanfte Mischung für Erwachsene. Denken Sie an das, was wir in der TCM sagen: **Die besten Kräuter sind jene, die sanft wirken, weil sie nicht aus dem Gleichgewicht bringen.** Insofern sollten Sie dieser Mischung als **sanfter Anti-Stress-Mischung für Jung und Alt** unbedingt eine Chance geben!

Viele Eltern kommen mit ihren Kindern zu mir, weil die Kinder abends nicht einschlafen können (sie sind vom Tag noch so angespannt, dass sie diese Spannung mit ins Bett nehmen), so viele Albträume haben (da kommt dann all das Erlebte und nicht Verarbeitete des Tages heraus) oder in der Nacht ständig aufwachen (meist auch nur „unverdaute Spannung"). Andere Kinder machen noch ins Bett (traditionell chinesisch ist das eine Schwäche der Niere; aus meiner Erfahrung geht es auch hier meistens um Leberspannung), es geht untertags immer wieder Stuhl oder Harn in die Hose (Leberspannung!) oder die Kinder sind ständig angespannt und aggressiv (Leberspannung!). Viele Kinder werden dann als hyperaktiv bezeichnet, doch aus meiner Erfahrung fehlt ihnen meist einfach die Entspannung von dem stressigen Tag, und am entspannendsten für Kinder ist Bewegung, Bewegung, Bewegung, am besten draußen in der Natur! Fernsehen ist keine Entspannung, da die Kinder ja nicht aktiv ihre Energie abarbeiten, sondern sich berieseln lassen und dabei ihren eigenen Zustand nicht mehr wahrnehmen. Sobald der Fernseher aus ist, ist das Kind meist genauso angespannt wie vorher oder sogar noch mehr. Sie wissen, dass regelmäßige Bewegung die beste Möglichkeit ist, um eine angespannte Leber zu entspannen und den Hun zu besänftigen. Das gilt natürlich vor allem auch für unsere Kinder. Irgendwohin müssen die Kinder ja mit ihrem vielen Yang, das sie haben. Wenn das Yang nicht genutzt wird, um die „Welt zu entdecken", schaut es sehr schnell wie „hyperaktives Leber-Yang" aus.

Die Rezeptur kann Kindern auch bei Verdauungsproblemen helfen, wie Durchfällen (vor allem stressabhängigen) und Bauchschmerzen, aber auch Magenschmerzen und Lebensmittelunverträglichkeiten. Alle Beschwerden, die von zu viel Anspannung im Körper verursacht werden (auch Kopfschmerzen, Unkonzentriertheit, Müdigkeit durch Anspannung, Hauterscheinungen wie Neurodermitis) reagieren wunderbar auf die entspannende und harmonisierende Kombination der Pfingstrosenwurzel mit Zimt-Ästchen, roten Datteln und Süßholz.

Die einzige Nebenwirkung kann auftreten, wenn jemand den Zimt nicht verträgt (er macht zum Beispiel Magendrücken oder Sodbrennen), was oft ein Zeichen von Magenhitze ist. Dann wird auf der Zunge im Magen-Areal (genau in der Mitte der Zunge) eine Rötung vorliegen oder sogar ein Riss, wenn es anlagebedingt ist. Ansonsten können Sie diese Mischung vollkommen unbedenklich bei Kindern und natürlich auch bei Erwachsenen anwenden. Sie können sie auch verwenden, falls Sie selbst Stresssymptome haben. Vor allem wird der Geschmack der Mischung all das, was Sie bisher über chinesische Kräuter gehört haben, Lügen strafen. Meine Empfehlung lautet: Wenden Sie die Mischung zwei bis vier Wochen lang an (in der Dosierung wie oben angegeben). Meistens nehmen die Kinder sie gern, solang sie die Kräuter brauchen. Wenn sie sie nicht mehr wollen, passt es meistens.

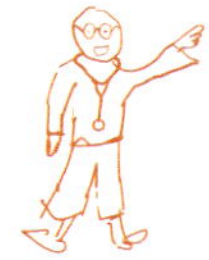

Leber attackiert die Mitte: Müdigkeit, Bauchschmerzen, Infekt & Allergie

Sie wissen bereits, wie wir die Konstellation nennen, wenn die Leber die Milz angreift und sie nicht in Ruhe arbeiten lässt, wenn also der Stress den ganzen Verdauungsapparat lähmt und damit das Repertoire der stressbedingten Erkrankungen noch um die **Müdigkeit** und all die unzähligen Verdauungsprobleme erweitert wird: **Leber attackiert die Mitte.** Das kleine Bupleurum-Dekokt ist die Parademischung dagegen, wir haben 3000 Jahre Erfahrung damit und sie ist auch eine wunderbare Kinder- und Jugend-Mischung. Ein Kollege hat es – vor knapp 1800 Jahren – einmal treffend formuliert: „Die Chinesische Medizin ist unendlich einfach. Man braucht eigentlich nur das kleine Bupleurum-Dekokt!" Danach folgte eine Abhandlung von mehreren hundert Seiten, wie man diese Mischung am besten – und das doch sehr komplex – abwandeln kann. Meine Weidinger-Mischung Nummer 7 ist übrigens auch eine Abwandlung aus meiner Erfahrung, um die Entschlackung ungiftig und effektiver zu machen.

W7, WEIDINGER-MISCHUNG NUMMER 7, „KLEINES BUPLEURUM GANZ GROSS"

(modifiziertes Xiao Chai Hu Tang)

CHAI HU	Radix Bupleuri	20,00 %
HUANG QIN	Radix Scutellariae Baicalensis	15,00 %
XUAN FU HUA	Flos Inulae	17,00 %
ZHU RU	Caulis Bambusae in Taenia	10,00 %
DANG SHEN	Radix Codonopsitis	30,50 %
DA ZAO	Fructus Zizyphi Jujubae	2,50 %
ZHI GAN CAO	Radix Glycyrrhizae Uralensis (grillé au miel)	5,00 %

Die chinesische Hasenohrwurzel (CHAI HU) entspannt die **Leber** und kühlt, DANG SHEN, eine Art billiger Ginseng, stärkt die **Mitte**. Die drei Kräuter HUANG QIN, XUAN FU HUA und ZHU RU leiten **Hitze** aus sowie feuchte Hitze und Schleim, also mehr Schlacken, die im Körper liegen bleiben, wenn die Mitte nicht gut arbeitet. Die chinesische Dattel (DA ZAO) und das geröstete Süßholz (ZHI GAN CAO) sorgen dafür, dass Sie diese Mischung überleben, also, dass Sie diese Mischung gut verdauen können! **Das kleine Bupleurum-Dekokt lehrt uns, wie man Stress behandelt.** Ein Kraut für die Leber, eines für die Mitte, ein paar für die Hitze und die Schlacken sowie zwei Verdauungshilfen.

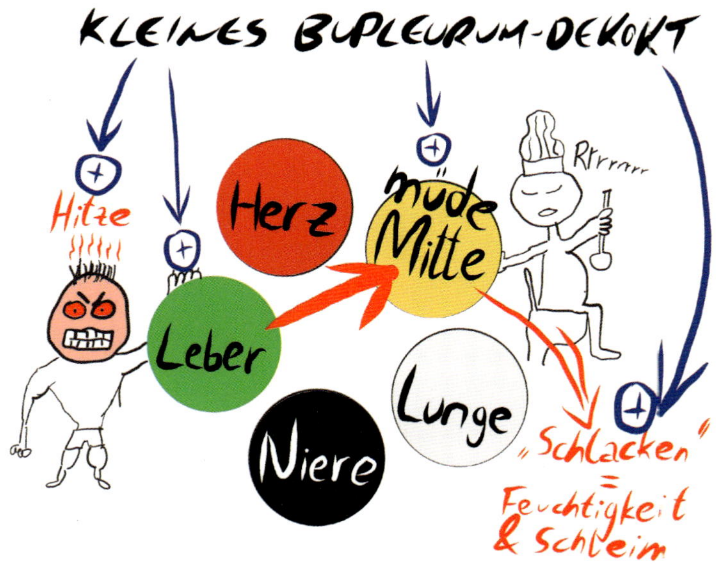

Denken Sie einmal an eine frische Verkühlung: Die Nase rinnt und ist geschwollen, die Augen rinnen, brennen und sind rot, der Nacken ist steif, Ihnen ist einmal kalt und wieder heiß, dazu kommt noch der Schleim mit Husten und einem dumpfen Kopf. All dies sind Symptome von **Hitze** (rot, Hitzegefühl), **Feuchtigkeit** („Rinnen", Schwellung, „dumpf") und **Schleim** (Schleim, „dumpf"). Sie wurden verursacht durch **Wind**, nämlich durch den kalten Wind, der Ihnen die Verkühlung eingebracht hat und welcher die Leber anspannt (mit Hitze und Anspannung im Nacken). Die angespannte Leber attackiert daraufhin die Milz, sodass diese nicht mehr gut verdauen kann, und es entstehen die Schlacken **Feuchtigkeit** und **Schleim**. **Das kleine Bupleurum-Dekokt ist auch die Parademischung, um einen Infekt zu behandeln.**

Nun denken Sie an eine Allergie gegen Pollen und Gräser: rinnende, geschwollene Nase, brennende Augen, verspannter Rücken, Hitze-Kälte-Schauer, Schleim aus der Lunge und dumpfer Kopf. Dies sind die gleichen Symptome wie der grippale Infekt! **Das kleine Bupleurum-Dekokt ist auch die Parademischung, um Allergien mit Beeinträchtigung von Augen, Nase und Lunge zu behandeln.**

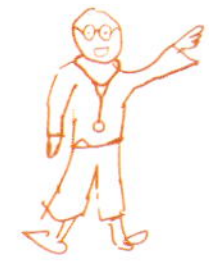

Der Mechanismus im Körper heißt jeweils **Leber attackiert die Milz**. Oben haben Sie Beispiele für **echten Wind**, welcher den Körper angreift, zunächst beim Infekt (kalter Wind) und dann bei den Allergien (Pollen, Gräser, Staub und Tierhaare fliegen alle mit dem Wind herum, darum sind sie Wind).

Nun ein paar Worte zur Hauptwurzel der Mischung, der chinesischen Hasenohrwurzel (CHAI HU). Westlich gedacht, und dies ist in Studien belegt, wirkt diese Wurzel **fiebersenkend** (antipyretisch), **schmerzstillend** (analgetisch), **beruhigend** (sedativ), **entzündungshemmend** (antiphlogistisch), den **Gallenfluss anregend** (cholagogisch), die **Leber schützend** (hepatoprotektiv), **blutfettsenkend** (antihyperlipidämisch; deutliche Senkung der Triglyceride, Cholesterin sinkt nur mäßig), **immunstimulierend**, **antibiotisch** und **antiviral** (gegen manche Influenzaviren). CHAI HU wird in China und Japan standardmäßig – auch von reinen Schulmedizinern – zur Behandlung der infektiösen Hepatitis und der Leberzirrhose angewendet (dann jedoch nicht zusammen mit einer Interferon-Therapie, siehe dazu „Die chinesische Hausapotheke").

Die wichtigsten Anwendungsgebiete dieser Mischung sind folgende: ein verschleppter Infekt (oft deshalb, weil man sich durch zu viel Stress keine Ruhe gönnt), Erschöpfung bei und nach einem Infekt, Magenbeschwerden und Übelkeit vor allem durch Stress, Darmbeschwerden (Blähungen, Verstopfung, Durchfall) durch Stress, Leberentzündung (Hepatitis), erhöhte Leberwerte, FUO (Fieber unbekannter Ursache), Müdigkeit mit erschöpfter Mitte, COPD, chronische Bronchitis, Asthma bronchiale (welches bei Stress schlimmer wird), Allergien (chinesisch Wind!) vom Typ I (gegen Pollen, Gräser, Hausstaub und Tierhaare) mit Symptomen in Augen, Nase und Lunge, chronischer Husten mit Schleim, Infekt-Prophylaxe, Malaria-Prophylaxe und vieles mehr. Das kleine Bupleurum-Dekokt ist auch eine großartige Mischung für Kinder: Zur Behandlung von Kinderkrankheiten (wenn die Erkrankung nicht so richtig ausbricht) und Verkühlungen, bei Erschöpfung nach einem Infekt und zur Infekt-Prophylaxe.

Leber attackiert den Magen: Sodbrennen, Schmerz und Völlegefühl

Wenn sich Ihr Stress vor allem im Magen und mit Magendrücken, Schmerz und Sodbrennen äußert und diese Beschwerden im Urlaub besser werden, wenn Sie „aus dem Wind gehen", entspricht das westlich meist einer Gastritis, einer Magenentzündung. Haben Sie diese Beschwerden regelmäßig und immer wieder, lassen Sie sie bitte von einem Internisten abklären! Chinesische Medizin ist kein Freilos, nicht gut nachzusehen. Chinesisch nennen wir es **Leber attackiert den Magen**, wodurch dort Hitze entsteht. Sie sollten dann für vier Wochen W10 einnehmen.

W10, WEIDINGER-MISCHUNG NUMMER 10, „TROCKENER, ENTSPANNTER MAGEN"

(modifiziertes Ping Wei San)

CANG ZHU	Rhizoma Atractylodis	31,00%
HOU PO	Cortex Magnoliae Officinalis	24,00%
CHEN PI	Pericarpium Citri Reticulatae	18,00%
FO SHOU	Citrus Sacrodactylus	15,00%
DA ZAO	Fructus Zizyphi Jujubae	6,00%
ZHI GAN CAO	Radix Glycyrrhizae Uralensis (grillé au miel)	6,00%

Eine nährende Wurzel (CANG ZHU), die Rinde des Magnolienbaumes (HOU PO), die Schale einer Mandarine (CHEN PI), die Buddhahandfrucht (FO SHOU), die chinesische Dattel (DA ZAO) und Süßholz (ZHI GAN CAO) sind die heilenden Bestandteile dieser Mischung.

W10 verordne ich bei folgenden Beschwerden: **Stress-Magen** (Verschlechterung von Magen-Beschwerden wie Druck, Schmerzen, Völlegefühl oder Sodbrennen, Aufstoßen, Übelkeit, Erbrechen durch Stress), westlich die Diagnosen „Gastritis, Reflux-Ösophagitis, Duodenitis", diverse Milz-Symptome wie Blähungen, Durchfälle, Müdigkeit durch Schleim und Feuchtigkeit sowie schwere Beine (Feuchtigkeit). Da diese Mischung stark trocknet, sollte die Zunge nicht bereits trocken sein, sondern einen vermehrten Zungenbelag aufweisen. Akute Magenbeschwerden sollten mit dieser Mischung innerhalb weniger Tage abklingen. In dieser Zeit seien Sie ganz lieb zu Ihrem Magen und denken Sie an das, was der Magen braucht: **Alles, was im Magen ankommt, sollte eine körperwarme Suppe sein. Also kochen und kauen Sie und vermeiden Sie Brot!**

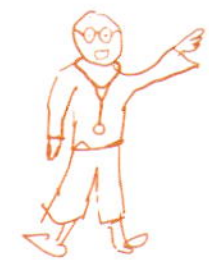

W12, WEIDINGER-MISCHUNG NUMMER 12, „HARMONIE DER MITTE“

(entgiftetes Bao He Wan)

SHAN ZHA	Fructus Crataegi	38,00%
SHEN QU	Massa Medica Fermentata	12,00%
LAI FU ZI	Semen Raphani Sativi	8,00%
MAI YA	Fructus Hordei Vulgaris Germinantus	6,00%
CHEN PI	Pericarpium Citri Reticulatae	6,00%
XUAN FU HUA	Flos Inulae	12,00%
FU LING	Sclerotium Poriae Cocos	12,00%
LIAN QIAO	Fructus Forsythiae Suspensae	6,00%

Diese Mischung enthält verschiedene Kräuter wie Weißdorn (SHAN ZHA), Rettichsamen (LAI FU ZI) oder eine Mandarinenschale (CHEN PI) und andere, welche allesamt die Verdauung im Magen ankurbeln und dort auch Blockaden wegräumen. Diese Blockadenbildung nennen wir **Nahrungsstagnation**. Wenn Sie das Gefühl haben, dass Ihnen Ihr Essen wie ein Stein im Magen liegt oder Sie nach dem Essen Sodbrennen bekommen, denken Sie an W12! Diese Mischung räumt einmal den ganzen Dreck im Magen weg und hilft dem Verdauungsapparat, Nahrung zu zerlegen, aufzunehmen und den unverdaulichen Rest zu entsorgen.

W12 ist eine sehr wichtige Mischung. Sie hilft Ihnen, alles besser verdauen zu können, was für Sie im Moment unverdaulich ist: Stress, Gefühle, Ängste, die Arbeit, Familiäres und eben das Essen! Nehmen Sie diese Mischung idealerweise jeweils kurz vor allen drei Mahlzeiten.

Leber attackiert die Mitte: Frauenbeschwerden & fehlende Harmonie

Nun kommt die wichtigste Rezeptur für uns im Westen (über diese Mischung könnte man ganze Bücher schreiben ...), W23, „Free and easy“.

W23, WEIDINGER-MISCHUNG NUMMER 23, „FREE AND EASY“

(Xiao Yao San, Pulver der heiteren Gelassenheit)

CHAI HU	Radix Bupleuri	17,50%
DANG GUI	Radix Angelicae Sinensis	17,50%
BAI SHAO YAO	Radix Paeoniae Lactiflorae	17,50%

BAI ZHU	Rhizoma Atractylodis Macrocephalae	17,50%
FU LING	Sclerotium Poriae Cocos	17,50%
ZHI GAN CAO	Radix Glycyrrhizae Uralensis (grillé au miel)	8,50%
BO HE	Herba Menthae Haplocalycis	4,00%

Die chinesische Hasenohrwurzel (CHAI HU) kennen Sie schon als unser Anti-Stress-Kraut, die Engelwurzwurzel (DANG GUI), baut das Blut auf und bewegt es gleich, die chinesische Pfingstrosenwurzel (BAI SHAO YAO) kennen Sie auch bereits als Leber-Entspanner und kühlenden Blutaufbauer. Dann folgen zwei Kräuter, die dazu dienen, die Mitte zu stärken und Feuchtigkeit auszuleiten (BAI ZHU, FU LING), Süßholz (ZHI GAN CAO) als Verdauungshilfe und ein wenig Minze (BO HE), um den Kopf zu kühlen.

Xiao Yao San ist ursprünglich eine gynäkologische Rezeptur und behandelt alle Formen der Regel- und Unterleibsbeschwerden durch Leberspannung, Blut-Mangel, Hitze, feuchte Hitze und Wechselbeschwerden. Da ich damit auch regelmäßig Männer therapiere, sage ich diesen immer, dass ich nun „die Frau in ihnen" behandle. Diese Rezeptur ist so sanft, harmonisch, ausgewogen, in sich ruhend, ausgleichend, einfach schön, sodass wir Männer sie nicht nur den Frauen überlassen können. All diese Schönheit und Eigenschaften wollen Sie, liebe Frauen, doch auch bei den Männern, oder? Also gönnen Sie uns „Free and easy"!

Die Mischung kann angewandt werden bei jeder Form von Disharmonie zwischen Leber und Milz, und genau das ist doch das große Thema bei uns im Westen, wie bereits ausführlich beschrieben. Ebenso groß ist die Zahl der Beschwerden, welche sie verbessern kann. Sie können nun alle Beschwerden der Leber nehmen, die wir bei **W22** besprochen haben sowie alle Beschwerden der Mitte, wie wir sie bei **W7** aufgezählt haben. Dazu müssen die Ränder der Zunge nicht einmal rot sein. Typischerweise ist die gesamte Zunge blass und feucht (Qi-Mangel), aber die Ränder sind oft blass und trocken (Leber-Blut-Mangel). Im Vordergrund steht die Erschöpfung, die **Milz-Schwäche**, aber nicht das Aufbrausende der Leberspannung.

Meinen Studenten sage ich gern, ähnlich wie mein Lehrer François Ramakers es mir beim kleinen Bupleurum-Dekokt gesagt hat: „Und wenn du gar nicht weißt, was du tun sollst,

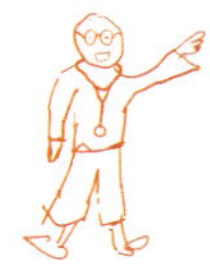

wenn du vor lauter Zungen- und Pulsdiagnose dich einfach nicht mehr raussiehst, verordne **Free and easy** ...!"

Die Menstruation

In diesem Zusammenhang möchte ich mit Ihnen kurz die weibliche Monatsblutung, die Menstruation, besprechen, zumal sie aus der **wahren Mitte der Frau**, nämlich der Gebärmutter, stammt und in der Chinesischen Medizin höchste Behandlungspriorität genießt. In der TCM wird die **Gebärmutter** zur Leber gerechnet beziehungsweise ist sie die **zweite Leber der Frau.** Auch diese Leber hasst Wind. Stresssymptome zeigen sich bei Frauen gern und sehr früh als Menstruationsbeschwerden. Das, was wir hier als normal bezeichnen, nämlich Schmerzen zum Eisprung, Brustspannung und Angespanntheit vor der Regel und Schmerzen zur Regelblutung, ist chinesisch **überhaupt nicht normal, sondern behandlungsbedürftig!** Denken Sie an die Hauptaufgabe der Leber: **Alles soll glatt fließen.** Wenn es jeden Monat im Bauch und im Rücken weh tut, wenn Sie emotional jeden Monat fast aus der Haut fahren oder in Melancholie versinken, glauben Sie, dass die Leber da entspannt ist? Sicher nicht! **Die Therapie der Wahl ist auch hier W23.**

Aber wir wollen es uns noch ein bisschen genauer ansehen. Das Zählen der Tage der Menstruation beginnt am ersten Tag der Monatsblutung. **Haben Sie Beschwerden während der Blutung** mit Schmerzen, starkem Blutverlust und dunklem oder klumpigem Blut, steckt hinter den Beschwerden eine **Blut-Stagnation**. Aber keine Sorge, das ist keine Blut-Stagnation von

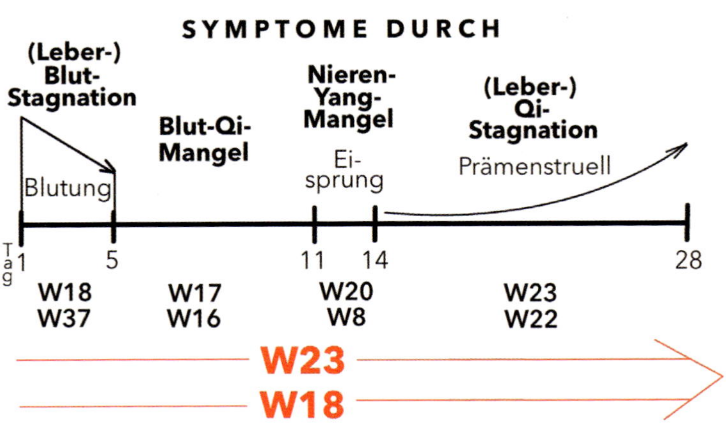

einer Sorte, die gefährlich wäre. Fast immer stagniert das Blut, weil nicht viel davon da ist. Die Ursache ist zumeist ein **Blut-Mangel**. Sie kennen die zwei Ursachen für den Blut-Mangel bereits: **Stress** – Stress verbraucht Blut – und eine **müde Mitte**, da die Mitte ja das Blut herstellt, wenn sie jedoch sehr müde ist, dann natürlich nur wenig davon. Daher lautet die Therapie: Erstens: Seien Sie lieb zu Ihrer Mitte! Zweitens: Bauen Sie Ihren Stress ab! Drittens: Nehmen Sie chinesische Kräuter, z. B. W23 (funktioniert bei Regelbeschwerden fast immer) oder speziellere wie **W18** (siehe unten)!

W18, WEIDINGER-MISCHUNG NUMMER 18, „FRAUEN-BLUT-MISCHUNG"
(modifiziertes Tao Hong Si Wu Tang)

GOU QI ZI	Fructus Lycii	25,00 %
NU ZHEN ZI	Fructus Ligustri	15,00 %
DANG GUI	Radix Angelicae Sinensis	17,50 %
BAI SHAO YAO	Radix Paeoniae Lactiflorae	17,50 %
CHUAN XIONG	Radix Ligustici Wallichii	15,00 %
TAO REN	Semen Persicae	5,00 %
HONG HUA	Flos Carthami	5,00 %

Diese Mischung enthält so gute Kräuter wie etwa Goji-Beeren (GOU QI ZI), Engelwurzwurzel (DANG GUI) und die Wurzel der Pfingstrose (BAI SHAO YAO) und drei richtige Blutbeweger (CHUAN XIONG, TAO REN, HONG HUA), um Blockaden zu lösen. **Schmerz ist immer eine Blockade**, eine Stagnation. Blut-Stagnation ist immer an der gleichen Stelle – wie bei Regelbeschwerden –, Qi-Stagnation hingegen wandert, verändert also seine Lokalisierung. Bauchschmerzen durch Stress, die wir zum Beispiel mit W22 oder W23 behandeln, wandern im Bauch herum.
W18 schmeckt wie eine süße Suppe und kann natürlich von Frauen und Männern genommen werden, und zwar wenn es um Blut-Mangel-Symptome geht, vor allem bei Erschöpfung mit gleichzeitiger Rastlosigkeit, wenn man am Abend nach der Arbeit nicht herunterkommen kann, bei Einschlafproblemen, allgemeiner Unruhe sowie trockener Haut mit Rötungen (Hitze) und auch Muskelverspannungen, vor allem im Nacken- und Schulterbereich.

Mein Lehrer François Ramakers hat immer gesagt: **„Frauen sind Blut-Tiere, Männer sind Qi-Tiere."** Frauen neigen durch die Monatsblutung zum Blut-Mangel, Männer neigen durch ihren Energieverbrauch zum Qi-Mangel.

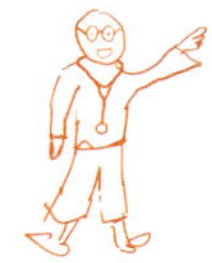

Liebe Frauen: Wenn Sie nicht gerade vor Schleim, Feuchtigkeit und feuchter Hitze übergehen oder sich mit Ihrer Ernährung und Lebensführung (lieb sein zur Mitte) sowieso darum kümmern, ist diese Mischung Ihre Mischung, ob Sie sich in der Lebensphase der Regelblutung (Menstruation) befinden, in der Übergangsphase (dem Wechsel) oder ob die Menopause hinter Ihnen liegt, wenn Sie also keine Regelblutung mehr haben. **Blut-Tiere brauchen Blut**, um schön zu sein und zu strahlen (der Shen braucht eine volle Badewanne, die Haut braucht Blut und Yin, um nicht zu überhitzen), um eine normale Regelblutung zu haben (jeden Monat wird dadurch der Körper gefordert, genügend Blut nachzubilden) und um die Qi-Tiere zu ertragen (durch das Blut werden Sie einfach viel entspannter und Ihr Hun regt sich nicht über jede kleine Unzulänglichkeit von uns Männern auf). Die normale Regelblutung braucht viel Blut, da sie der Überschuss ist, den der Körper monatlich hergeben kann. Falls der Körper keinen Überschuss bildet, ist es viel vernünftiger von ihm, keine Monatsblutung zu bilden (wie zum Beispiel in Erschöpfungszeiten des Körpers, bei Magersucht, Hungersnot und nach einer Geburt).

W18 ist somit, neben W23, **die Standard-Mischung für alle Menstruationsbeschwerden**, vor allem zur (Blut-Stagnation) sowie nach (Blut-Mangel) der Regelblutung.

Viele Frauen haben vor der Blutung Probleme: Die Leber und ihr Meridian, der über die weibliche Brust verläuft, spannen sich ordentlich an. Zum klassischen **prämenstruellen Syndrom (PMS)** gehören somit Spannungsbeschwerden, vor allem Brustspannung, psychische Angespanntheit und emotionale Unausgeglichenheit, von Wut, Zorn bis hin zu Weinerlichkeit, alles ist möglich.

PMS ist **das** typische Stresssymptom der Frau. Dafür haben wir W23 als harmonisierende Mischung oder W22, wenn Sie eher der Vollgas-Manager-Typ sind.

An der Grafik auf S. 141 sehen Sie, dass man die Menstruation noch viel spezifischer behandeln kann, je nach Zeitpunkt während des Menstruationszyklus, an dem Beschwerden auftreten. Treten Beschwerden zum Beispiel immer zum Eisprung auf, handelt es sich wahrscheinlich um einen Nieren-Yang-Mangel, immer nach der Monatsblutung, um einen Blut- aber auch Qi-Mangel, immer vor der Regel, um eine Leber-Qi-Stagnation und immer zur Regel, um eine Blut-Stagnation. Die spezifischen Mischungen können Sie gern auf meiner Homepage

www.georgweidinger.com im Menüpunkt „W-Mischungen“ und den jeweiligen Büchern nachschlagen. Dabei wird übrigens immer nur **eine** Mischung durchgehend für drei Monate genommen. In der TCM sagen wir: **„Lass dir für alles, was die Regel betrifft, drei Zyklen Zeit.“** Nur in Ausnahmefällen kann man jeweils eine Mischung zu einem Zeitpunkt des Zyklus verwenden (also zum Beispiel W18 zur Blutung, W17 bis zum Eisprung, W20 zum Eisprung, W23 vor der Mens usw.).

Leber attackiert die Mitte: Bauchschmerzen, Durchfälle und Entzündungen

Viele Stressbeschwerden äußern sich im Bauch, unserer **Mitte**, mit Bauchkrämpfen, Durchfällen, Unverdautem im Stuhl, Blähungen (viel Wind um nichts im Bauch) und Verstopfung. Chinesisch steckt wiederum **Leber attackiert die Mitte** dahinter. Westlich geht es um Lebensmittelunverträglichkeiten, Reizdarmsyndrom, chronische Entzündungen und Autoimmunerkrankungen wie Colitis ulcerosa und Morbus Crohn. Erinnern Sie sich an den Begriff **autoimmun**, welcher gleichgesetzt wird mit dem Begriff **Autoaggression**, Aggression gegen sich selbst. Statt die Wut und die Aggression an anderen auszulassen, schluckt sie der Hun hinunter und zwangsläufig landet das emotionale Problem im Bauch.

Diese oft schweren Erkrankungen gehören natürlich in die Hand eines ärztlichen Spezialisten. Trotzdem können Sie Ihre Hausaufgaben machen – und Sie werden ja sehen, wohin Sie das bringt. Erstens: Seien Sie lieb zu Ihrer Mitte! Zweitens: Entspannen Sie die Leber und vertreiben Sie den Wind! Drittens: Nehmen Sie die folgende einfache Kräutermischung.

W24, WEIDINGER-MISCHUNG NUMMER 24, „ENTSPANNTER BAUCH“

(Tong Xie Yao Fang, Rezeptur für schmerzhaften Durchfall)

BAI ZHU	Rhizoma Atractylodis Macrocephalae	40,00 %
BAI SHAO YAO	Radix Paeoniae Lactiflorae	26,50 %
CHEN PI	Pericarpium Citri Reticulatae	20,00 %
FANG FENG	Radix Ledebouriellae Divaricatae	13,50 %

Der Speicherkrautwurzelstock (BAI ZHU) stärkt sanft die Mitte, die Pfingstrosenwurzel (BAI SHAO YAO) entspannt die Leber und baut das Blut auf, die Mandarinenschale (CHEN PI) entspannt die Leber und bewegt das Qi, und die **Windschutzwurzel** (FANG FENG) vertreibt den Wind. Feng (风) bedeutet Wind.

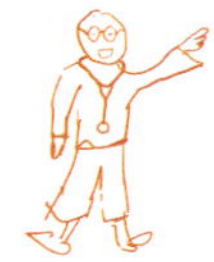

Dabei behandelt FANG FENG vor allem den Wind, den die Leber im Körper um all den Stress macht. In dieser Mischung ist es der „Wind im Bauch“ mit den Schmerzen und den Blähungen.

Diese Mischung mit ihren vier Kräutern ist so einfach und doch so effektiv. Sie kann für alle stressbedingten Probleme im Bauch verwendet werden, zumal die Kräuter den Bauch wieder in die Mitte bringen, egal ob bei Durchfall oder Verstopfung. Natürlich können Sie auch die anderen „Anti-Stress-Mischungen“ wie W22, W23 oder W7 probieren. Nehmen Sie W24, wenn Puls und Zunge all die typischen Stresszeichen zeigen. Diese Mischung können Sie aber selbst dann nehmen, wenn Puls und Zunge gar nicht stresstypisch verändert sind. W24 baut zu etwa zwei Dritteln einmal nur auf, zu einem Drittel löst es Spannungen.

Sucht

Mein Lehrer François Ramakers hat immer gesagt: **„Das Vollorgan hat das Problem, das Hohlorgan zahlt die Rechnung.“**

Die Leber hat das Problem mit all dem Wind unseres Lebens, ihr Hohlorgan **Gallenblase** bezahlt die Rechnung. Die Leber ist überlastet durch all den Wind, die Gallenblase bekommt Steine. Die Leber bewältigt den täglichen Wind nicht mehr, die Gallenblase macht eine Sucht.

Sucht, die „Suche“, ist die Suche der Gallenblase nach einer Rettung für die Leber. Sucht ist ein Fluchtversuch der Gallenblase, weil sie die Realität, in der die Leber steckt, all den täglichen Stress und die tägliche Überlastung, nicht mehr ertragen kann. Irgendwann kann sich die Gallenblase nicht mehr entscheiden, ob sie in der realen Welt bleiben möchte oder in der durch die Sucht konstruierten Scheinwelt. Dieses „Sich-nicht-entscheiden-Können“ ist Thema der Gallenblase. Statt sich dem Wind zu stellen oder das Leben so zu verändern, dass es eben keinen Wind mehr gibt, „betört“ sich die Gallenblase oder lenkt sich so ab, dass sie gar nicht mehr merkt, wenn sie noch immer im Wind steht und dieser sein zerstörerisches Machwerk weiter vollstreckt. Die Leber wird schwächer und schwächer, und durch das Fliehen in die Parallelwelt der Sucht rückt die Lösung des ursprünglichen Problems, nämlich des vielen Windes im Leben, immer weiter in die Ferne.

Sucht ist die Suche nach einem Ausweg, aber nicht in der realen Welt, sondern in einer konstruierten – und damit kein

Ausweg, sondern nur ein Verdrängen, Wegschieben beziehungsweise ein Fluchtweg.

Sucht ist in unserer heutigen Gesellschaft ein großes Thema. Viele Menschen sind ständig auf der Suche nach „Fluchtwegen", um den steigenden Leistungsdruck in der Arbeit auszuhalten. Viele Menschen erleben sich heute als fremdbestimmt, ohnmächtig, aus eigenen Mitteln aus der bestehenden Situation auszubrechen.

Oft fängt es ganz banal an, mit einer „kleinen Belohnung", weil man den Tag so gut überstanden hat. Oft muss das Essen als Suchtmittel herhalten, hier ein Stück Schokolade, da ein Stück Torte, ein süßes Getränk, ein Energydrink, eine Zigarette oder ein Schluck Wein, Bier oder Schnaps.

Für viele ist es im Alltag fast unmöglich, abends abzuschalten. Zu viel ist passiert, zu sehr rasen die Gedanken. Leider ist Alkohol allzu oft ein Hilfsmittel, um „herunterzukommen", entspannen zu können, endlich abschalten zu können.

Dann gibt es auch noch die Sucht, bei der man sich so gut wie möglich vom Alltag, von den Unlösbarkeiten des persönlichen Lebens ablenkt, wie ständiges Einkaufen, Putzen, ständig irgendetwas erledigen zu müssen, ständig fernzusehen, Computer zu spielen, Sport zu treiben, ständig Sex haben zu müssen, im Spielkasino zu spielen, sich ständig mit seinem Gewicht zu beschäftigen und ständig abzunehmen, ständig Kalorien zu zählen oder auch zu erbrechen, weil das Gewicht nicht passt.

Eigentlich geht es um etwas anderes. Eigentlich geht es darum, dass wir all den Wind unseres Lebens nicht ertragen können, dass wir in der harten Geschäftswelt von heute zu wenig Anerkennung bekommen, zu wenig gesehen werden, dass von uns nur mehr das „Funktionieren und Stillhalten" gefordert wird. Eigentlich geht es oft darum, dass wir zu wenig Zuneigung, zu wenig menschliche Wärme und Berührung, zu wenig Liebe erfahren. Eigentlich geht es darum, dass wir unsere Träume nicht leben.

Kommt Ihnen das bekannt vor? Sehen Sie sich vielleicht hier dargestellt? Haben Sie vielleicht noch eine andere Form der Sucht, der Flucht vor dem Alltag entwickelt, um in dieser Scheinwelt weiter existieren zu können?

Der erste Schritt, um aus einer Sucht wieder herauszufinden, ist, sich einzugestehen, dass man ein Problem hat und Hilfe benötigt. Dann lassen Sie sich bitte helfen!

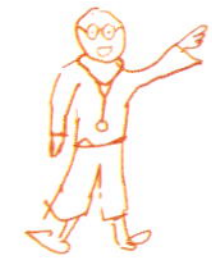

Zuallererst: Vertrauen Sie sich jemandem an. Es ist wichtig, dass Sie sich nicht mehr mit Ihrem Problem allein fühlen. Sprechen Sie mit einem Freund, einer Freundin, einem Pfarrer, einer Psychotherapeutin, einem Coach. Reden Sie – so bekommen Sie das Problem einmal aus sich heraus und fühlen sich nicht mehr allein gelassen mit Ihren Problemen. Reden Sie, und überlegen Sie die nächsten Schritte in Ruhe: zum Beispiel, eine Psychotherapie zu machen, sich einer Selbsthilfegruppe wie den Anonymen Alkoholikern anzuschließen, zu einem Arzt zu gehen und eventuell sogar mit medikamentöser Unterstützung den Entzug professionell anzugehen. Reden Sie auch offen mit Ihrem Partner, Ihrer Partnerin. Offenheit und Ehrlichkeit sind die Basis jeder Beziehung. Auch wenn Sie vielleicht lang nicht mehr offen und ehrlich miteinander gesprochen haben, kann diese Krise auch eine große Chance für eine menschliche Wiederbegegnung mit Ihrem Partner, Ihren Kindern, Ihren Verwandten sein. Sie werden erstaunt sein, wie viel Stärkung, Zuspruch und Verständnis Sie erhalten werden, wenn Sie nur ehrlich sind und Ihre Schwäche und Ihre Sucht eingestehen!

Dann geht es darum, ganz konkret jede Situation anzugehen, die sich im Alltag ergibt und bei der Sie sofort zu Ihrem Suchtmittel greifen (wollen). Wenn es zum Beispiel um Rauchen, Essen oder auch Alkohol geht, können die **drei „A“ aus der Suchttherapie** schon helfen:

Abwarten – Ablenken – Abhauen

- **1. Abwarten:** Meistens ist das Verlangen etwa nach einer Zigarette an eine bestimmte Situation gekoppelt: Die Zigarette nach der Anspannung, nach dem Essen, als Belohnung etc. Versuchen Sie einmal, einfach 10 Minuten abzuwarten. Oft verschwindet das Bedürfnis nach der Zigarette oder nach dem dringenden Wunsch, etwas essen zu wollen, von selbst. Wenn nicht, dann probieren Sie Punkt 2.
- **2. Ablenken:** Lenken Sie sich ab, indem Sie statt der Zigarette zum Beispiel einen Tee trinken oder statt etwas Süßes zu essen lieber ein Kreuzworträtsel lösen. Was immer, es soll Ihnen auch Freude bereiten und Sie gut von dem innerlichen Drang ablenken. Wenn das nicht hilft, dann probieren Sie Punkt 3.
- **3. Abhauen:** Hauen Sie ab! Verlassen Sie die gewohnte Situation, gehen Sie zum Beispiel spazieren oder laufen. Besuchen Sie einen Freund oder eine Freundin. Fahren Sie am

Wochenende weg. Verändern Sie die gewohnte Situation und besetzen Sie die neue Umgebung neu.

Das kann schon helfen. Oder Sie erfinden neue Rituale in Ihrem Alltag, um sich zu belohnen. Gönnen Sie sich zum Beispiel nach der Arbeit eine Massage. Oder lesen Sie jedes Mal ein paar Seiten eines spannenden Buches, statt Süßes zu essen oder eine Zigarette zu rauchen.

Ein großes Thema ist die Fähigkeit, nach der Arbeit abschalten zu können. Wenn Sie das nicht können, ist es auch hier wichtig, darüber zu reden – mit einem Freund, einer Freundin, einer Psychotherapeutin, einem Coach oder einem Lebensberater. Die Sichtweise eines anderen hilft oft schon, die eigene Situation klarer zu sehen.

Wenn Sie viel Wut angestaut haben von Ihrem Arbeitstag, dann besuchen Sie vielleicht noch ein Fitnessstudio oder nutzen Sie zu Hause den Sandsack und prügeln Sie diese Emotionen in den Sandsack hinein und damit aus sich heraus.

Wichtig ist, dass Sie nicht den für Sie leichten – weil bekannten – Weg der Sucht sowie den Griff zur Flasche oder zur Medikamentenschachtel, zur Zigarette oder zum Joint, zur Schokolade oder zum Kühlschrank wählen.

Wichtig ist, dass Sie jetzt und konsequent und nicht allein aus der Sucht aussteigen. Stellen Sie sich Ihrem Leben! Stellen Sie sich dem Leben!

Ein ganz starkes und effizientes Mittel gegen die Sucht kennen Sie schon: **Seien Sie lieb zu Ihrer Mitte!** All die Punkte der Ernährung, die Sie schon gelernt haben, helfen Ihnen, Ihrem Alltag eine positive Struktur zu geben, an der Sie sich festhalten können, allein schon die folgenden Punkte: ein warmes Frühstück, regelmäßiges warmes Essen, das Sie zubereiten müssen, gutes Kauen, ein gesunder Apfel, die Reduktion von tierischen Lebensmitteln und von Zucker sowie generell die Empfehlung, weniger zu essen. Achten Sie auf Regelmäßigkeit! Denken Sie an meine Pferde, die ich am Sonntag immer zu spät gefüttert habe.

**Achten Sie auf Ihren Shen und darauf,
dass wirklich immer Freude in Ihr Herz eintreten kann!
Achten Sie auf Ihren Atem!**

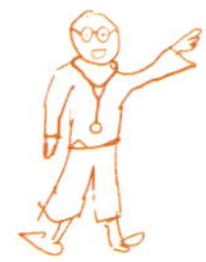

Falls das nicht ausreicht, lege ich Ihnen nochmals ans Herz, sich jemandem anzuvertrauen und sich helfen zu lassen! Dann entscheidet sich die Gallenblase für „diese Welt“, der Hun wird sich entspannen und all seine urtierische Kraft in die Ausschöpfung Ihres Potenzials stecken.

Die folgende Mischung kann Sie dabei unterstützen, aus der Sucht herauszukommen. Aber **entscheiden für diese Welt** müssen Sie sich selbst! Nur wenn Sie wirklich wollen, wird es gehen. Und dann helfen auch die Kräuter:

W57, WEIDINGER-MISCHUNG NUMMER 57, „ANTI-SUCHT“

(modifiziertes Chai Hu Jia Long Gu Mu Li Tang

CHAI HU	Radix Bupleuri	10,00%
XIANG FU	Rhizoma Cyperi	10,00%
HUANG QIN	Radix Scutellariae Baicalensis	7,00%
HUANG LIAN	Rhizoma Coptidis	6,00%
ROU GUI	Cortex Cinnamomi Cassiae (Gra. 1:1; Zusatzinformation für den Apotheker/die Apothekerin)	5,00%
LONG GU	Fossilia Mastodi	7,00%
MU LI	(= Os Draconis)	7,00%
SHI JUE MING	Concha Ostrae	10,00%
GOU TENG	Concha Haliotidis	10,00%
DANG GUI	Ramuli Uncariae cum Uncis	14,00%
ZHI SHI	Radix Angelicae Sinensis	10,00%
DA ZAO	Fructus Citri Aurantii Immaturii	4,00%

Diese Mischung enthält als tierische Komponenten **zwei Muscheln:** Die Austernschale **(MU LI)** und Seeohrenschalen **(SHI JUE MING)**. Bei der **veganen Alternative** ersetzt man diese folgendermaßen: statt MU LI nehmen Sie Semen Biotae, den Lebensbaumsamen **(BAI ZI REN)**, und statt SHI JUE MING nehmen Sie Magnetitum **(CI SHI)**.

W57 senkt ab. Egal ob es um Hitze, Gefühle, Leber-Yang, Magensäure, Lungen-Qi mit Husten oder Wallungen geht, W57 bringt alles gesund nach unten. CHAI HU entspannt die Leber oberflächlich, in der Haut, mit Symptomen wie Juckreiz, vor allem auf dem Kopf, und kühlt. XIANG FU entspannt die Leber in der Tiefe, in den Organen, bei Spannungen und Unruhe „innen“ wie beim Solarplexus, beim prämenstruellen Syndrom und anderen Regelbeschwerden. HUANG QIN behandelt feuchte Hitze, HUANG LIAN behandelt feuchte Hitze und Unruhe durch Herz-

Hitze. ROU GUI, die Zimtrinde, ist in der Mischung beigefügt, um vor allem die Kälte von HUANG LIAN auszugleichen, und das hauptsächlich im Darm. LONG GU und MU LI als Mineralien bzw. Austernschale senken ab und spenden gesundes Kalzium. SHI JUE MING als Muschel senkt stark ab, senkt dabei den Blutdruck und besänftigt die Leber. GOU TENG leitet Wind ab und entspannt damit die Leber. DANG GUI stärkt und bewegt das Blut und befeuchtet im Ausgleich zu den vielen trocknenden Kräutern in dieser Mischung. ZHI SHI, eine unreife Zitrusfrucht, entspannt das Leber-Qi und lenkt die ganze Mischung zur Gallenblase, um die Entscheidung „Nein zur Sucht“ treffen zu können. DA ZAO, die chinesische Dattel, macht diese Mischung harmonisch und unterstützt DANG GUI beim Befeuchten.

Als Einzelmischung ist hier ab 6 Gramm pro Tag möglich, ideal sind **12** bis 24 Gramm, was problemlos anwendbar ist. **Suchttherapie** bedeutet, drei Wochen von der „Droge“ wegzubleiben. Nach den drei Wochen ist der körperliche Entzug geschafft. Dann bleibt die psychische Herausforderung, das Leben so zu gestalten und zu verändern, dass man nicht immer wieder in Versuchung geführt wird, sondern sich gezielt und zum richtigen Zeitpunkt mit Bewegung, Yoga, Freunden, Malen, Trommeln, In-den-Polster-Schreien und anderem ablenkt.

Burn-out

Ausgebranntsein bzw. das Burn-out-Syndrom (englisch „to burn out“ für „ausbrennen“) bezeichnet einen besonderen Fall berufsbezogener und/oder familiärer chronischer Erschöpfung. Erstmalig verwendete der Psychoanalytiker Herbert Freudenberger 1974 den Begriff.

Das Syndrom war im Blickfeld der Medien, nachdem einige Fälle unter prominenten Sportlern und Musikern bekannt wurden. Der Skispringer Sven Hannawald beendete deswegen seine Karriere, auch der Fußballspieler Sebastian Deisler litt unter dieser Krankheit, der Jazz-Pianist Keith Jarrett legte eine jahrelange Zwangspause ein und der Rapper Eminem musste deswegen eine Tournee absagen.

Bis heute ist Burn-out nicht als eigenständiges Krankheitsbild anerkannt. Burn-out ist mehr die gemeinsame Endstrecke verschiedenster stressbedingter Erkrankungen, wenn der Stress über Monate und Jahre im Körper gewütet hat. Die tägliche Überforderung und Reizüberflutung sind derart stark, dass

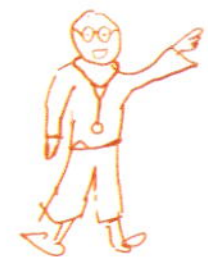

viele der Betroffenen auch in der Freizeit ständig Stress, Lärm und Action brauchen. So bildet sich in gnadenloser Selektion der Arbeitswelt eine neue Generation der **Ausgebrannten von morgen** heran.

Charakteristika dieser Spezies sind: **Arbeitssucht, das Gefühl, gebraucht zu werden und wichtig zu sein** sowie die neue Logik **„Ohne Arbeit bin ich wertlos!", „Wenn ich etwas arbeite, bin ich etwas wert!", „Wenn ich mehr arbeite, bin ich mehr wert!"**

Die Burn-out-Falle droht in jedem Beruf, vor allem in den helfenden und sozialen Berufen (wie Ärztinnen, Pfleger, Sozialarbeiter, Psychotherapeutinnen sowie bei Personal von Betreuungs- und Beratungseinrichtungen), da man hier schnell einmal auf sich selbst und die eigenen Bedürfnisse vergisst. Betroffen sind auch pädagogische Berufe (Lehrer, Erzieherinnen, Erwachsenenbildner, Betreuer in Kinderdörfern, Sporttrainerinnen), Manager mit großer Verantwortung und großem finanziellem und zeitlichem Druck, Angestellte der Justiz oder der Polizei (Anwälte und öffentliche Beratungsstellen, Polizistinnen, Gefängnispersonal) sowie auch Pfarrer, Sozialforscherinnen, Arbeitslose, Bibliothekare, Krankenhausapothekerinnen, Flugbegleiter, Assistenten. Die Gefahr eines Burn-outs droht immer dann, wenn die Tätigkeit sehr wichtig ist und im Dienste anderer oder der Allgemeinheit steht. Dann besteht die Gefahr, dass man seine Bedürfnisse als untergeordnet, nicht wichtig und unbedeutend interpretiert oder einfach auf sich vergisst.

Charakteristisch beim Burn-out ist, dass es meist die anderen früher bemerken als man selbst. Weil der eigene Blick ständig auf andere und anderes gerichtet ist, fehlt die reale Sichtweise auf die eigene Person.

Im Buch **„House Of God" von Samuel Shem** wird sehr humorvoll und ironisch überzeichnet die Ausbildung junger Ärzte im Spital beschrieben. Dort gibt es einen Oberarzt, den alle wegen seines Übergewichts nur „Fat Man" nennen. Gerade die jungen Ärzte, die noch sehr engagiert sind, sehen in ihm nur einen freundlichen, aber faulen und arbeitsscheuen Kollegen. Doch im Laufe des Buches wird klar, dass „Fat Man" der Weise des Spitals ist. Während sich ein Arzt nach dem anderen ausbrennt, ruht „Fat Man" in sich und macht minimalistisch seine Arbeit. Der Leitsatz des Buches wird ein Ausspruch von ihm, als er einem jungen Kollegen erklärt, was wichtig ist: **„Zuerst musst du dich selbst heilen, bevor du andere heilen kannst!"**

Genau das ist es, worum es in der Stressprävention geht: Lernen Sie, sich zunächst einmal um sich selbst zu kümmern! Seien Sie es sich wert, bei sich anzufangen! Denken Sie an Mütter – ich nenne es auch das **Mutter-Syndrom:** Einer Mutter geht es immer zuerst um die Kinder, um alle anderen. Einmal erlernt, wird dieses Schema bis ins hohe Alter fortgesetzt. Selbst wenn sie todkrank werden, machen sie sich noch Sorgen um die anderen, um diese ja nicht zu belasten. Oft brauchen Mütter den Anstoß von außen, sich doch bitte endlich Hilfe zu holen und sich doch bitte endlich um sich selbst zu kümmern. **Tun Sie sich etwas Gutes, und zwar täglich!**

Das Einheitliche beim Burn-out-Syndrom ist die **Erschöpfung**, seelisch, körperlich, emotional. Manchmal sieht man als Ausweg aus dem Ganzen noch den Suizid, und das nur, weil zum Beispiel die Buchhaltung nicht rechtzeitig fertig wird. Man verliert das Gefühl für die **Verhältnismäßigkeit:** Das Gefühl des totalen Ausgebrannt-Seins steht in keiner Relation zu der Situation, die dahin geführt hat. Das Einzige, was hier hilft, ist: **Raus aus der Situation! Weg!**

Oft braucht es jemanden, der einen zur rechten Zeit an der Hand nimmt und herauszieht. Ich hatte das Glück, 2005 selbst ein Burn-out zu erleben. So weiß ich, wovon ich spreche. Ich hatte mich hoffnungslos überarbeitet, die Praxis platzte aus allen Nähten, daneben war ich noch in einem Institut angestellt und mein Privatleben war auch ein Chaos. Sie kennen den weisen Spruch: „Man kann sich immer nur ein Chaos erlauben, entweder beruflich oder privat".

Ich erinnere mich, dass ich am Abend nach einem langen Arbeitstag zu meinem Schreibtisch gehen wollte, ich hatte gerade die letzten zwei Patienten an der Praxistüre verabschiedet. Das Nächste, an das ich mich erinnern kann, ist die besorgte Stimme der Notärztin, die mich anschrie: „Wenn Sie jetzt nicht aufwachen, muss ich Sie intubieren!" Die Unsicherheit in der Stimme der jungen Kollegin ließ mich schlagartig wach werden. So landete ich in der Notversorgung eines Wiener Krankenhauses. Nachdem ich dann nach nur einer Nacht die Kollegen dort professionell überzeugen konnte, dass es mir gut ging und ich sicherlich nicht Burn-out-gefährdet wäre, ließ man mich nach Hause gehen. Doch ich steuerte direkt die Praxis an und wollte einfach weiterarbeiten. Es war mein guter Freund Thomas, der davorstand und zu mir sagte: „Du kommst jetzt einmal mit! Deinen Patienten haben wir schon allen abgesagt."

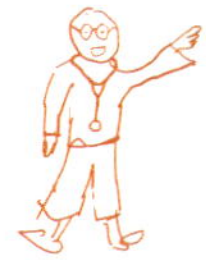

Gott sei Dank zwang er mich, Abstand zu meinem irrsinnigen Alltag zu gewinnen. Ich war dann sogar zwei Wochen stationär im Krankenhaus, um alles durchchecken zu lassen. Doch da war nichts.

Das ist das, was wir chinesisch ein energetisches Problem nenne. Das Problem ist eine Qi-Stagnation, aber körperlich ist noch kein Schaden passiert, keine Schlacken (Feuchtigkeit und Schleim), keine Blut-Stagnation oder sogar Blut-Stase („totes Gewebe“) sind entstanden. **Wir müssen alles daransetzen, um die Stress-Problematik noch auf der Ebene des Qi zu erkennen und zu behandeln, noch bevor ein irreversibler Schaden entsteht.**

Und daher: **Raus aus der Situation!** Das benötigt Zeit, viel Zeit. Zeit, um in aller Ruhe die eigene Situation zu erkennen und die Mechanismen zu verstehen, die einen in den Zustand des Burn-outs gebracht haben. Erinnern Sie sich: **Eustress ist gefährlicher als Disstress!** Davon kann ich ein Lied singen. Ich liebe es, Arzt zu sein, anderen zu helfen, aber ich habe eben nicht bei mir selbst angefangen. Irgendwann konnte ich mir dann aus eigener Kraft nicht mehr selbst helfen. Ich habe viel gelernt, habe mein Leben verändert und die Prioritäten neu verteilt. Auch bei mir ging es darum, noch etwas aus der Vergangenheit aufzulösen, ein Muster meines Vaters, selbst Arzt, zu entlarven und nicht einfach unreflektiert weiterzuleben.

Ein typisches Burn-out braucht durchschnittlich sechs Monate Auszeit.

So lang dauert es meist, bis sich die körperliche Erschöpfung aufgelöst hat, bis man all seine Muster erkannt und verändert hat. Selbst nach sechs Monaten ist man noch lang nicht über den Berg. Denn auch das Burn-out hat einen **Suchtcharakter**, und die Sucht versucht uns immer wieder, in diese andere Welt hinüberzuziehen, in diesem Fall die Welt der Anerkennung, des Retters der Menschheit, einer Firma oder der absoluten Unabkömmlichkeit. Nur der Abstand von der Situation, die uns hineingezogen hat, ermöglicht es uns zu erkennen, dass wir sehr wohl abkömmlich sind, dass wir ersetzbar sind, dass wir sehr wohl ein ganz anderes Leben führen können, wenn wir nur wollen und es uns trauen. Aber oft weiß man gerade seit dem Burn-out, dass man nicht allein auf weiter Flur ist, dass da Menschen sind, die für einen einstehen, denen man wichtig ist und denen es vollkommen egal ist, welchen Beruf wir ausüben und ob wir wichtig sind, solang es uns gut geht.

Also sollte der gesunde Verlauf aus dem Burn-out so aussehen: **Erschöpfung – Rückzug – Reflexion – Veränderung – Neubeginn.**

Weil das eben seine Zeit braucht und Burn-out bis heute nicht als echte Krankheit anerkannt ist, klassifiziert man es lieber als **Depression** und verschreibt Antidepressiva, Medikamente gegen die Depression. Die Arbeitswelt glaubt, es sich nicht leisten zu können, jemandem mit Burn-out sechs Monate freizugeben und ihn im Krankenstand zu belassen. Daher wird meist ein Krankenstand von einem Monat angestrebt mit Antidepressiva vom ersten Tag an, damit diese nach etwa drei Wochen ihre volle Wirkung entfalten und dem Körper das Gefühl vermitteln, dass ohnehin alles in Ordnung sei. Moderne Antidepressiva **(AD)** wie die Serotonin-Wiederaufnahmehemmer (zum Beispiel Cipralex©, Flux©, Seroxat©) helfen tatsächlich, damit im Gehirn mehr Serotonin zur Verfügung steht, und das fühlt sich (im Kopf) einfach gut an. Damit vermittelt man dem Körper, dass ja alles in Ordnung sei und man ruhig so weitermachen könne.

Ich bin kein Gegner von Antidepressiva, überhaupt nicht. Im rechten Moment verordnet können sie Leben retten und ein lebenswürdiges Leben wiederherstellen. Aber ich bin Gegner dessen, dass man Antidepressiva **missbraucht**, um Menschen im Arbeitsprozess zu halten und ihnen damit die notwendige Auszeit, um wieder gesund werden zu können, verwehrt. Burn-out ist vor allem einmal ein Lernprozess. Man muss dabei das Gelernte verinnerlichen. Dann muss man das Verinnerlichte im Arbeitsprozess schön langsam wieder anwenden. **Das alles braucht Zeit.**

Das ist jetzt für die Kontrollärzte in den Krankenversicherungen und die Chefs unserer Firmen: **Wer bekommt denn ein Burn-out? Wer brennt sich denn aus? – Jemand, der für eine Sache brennt!**

Das sind doch die wertvollsten Mitarbeiter, nicht? Eigentlich wünscht sich doch jeder Chef, jede Chefin, für seine oder ihre Firma, Mitarbeiter zu haben, die **alles** für die Firma tun. Wenn Sie solche Mitarbeiter haben, sollten Sie diese wie eine wunderschöne Blume hegen und pflegen!

Jeder in der Arbeitswelt, egal ob Angestellter oder Chef, braucht:

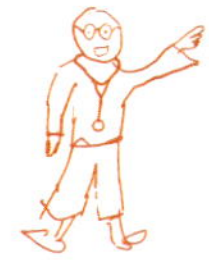

- **Wertschätzung und Anerkennung**
- **einen Autonomiebereich** (einen Bereich, in dem man sich geschützt fühlt, seine Kontrolle behält und den man idealerweise auch mitgestalten kann)
- **gute Kommunikation** (über alles sprechen können), **Vertrauen** (und das ist wiederum Wertschätzung), **Teamwork** (jeder bringt idealerweise das ein, was er am besten kann, UND hilft den anderen, wenn sie anstehen)
- Ein gesundes Team bedeutet, dass es den Mitgliedern miteinander und mit ihrer Arbeit gutgeht.

Dafür bekommen Sie effiziente Arbeit, Zufriedenheit **und** gesunde Mitarbeiter. Mitarbeiter und Mitarbeiterinnen im Burn-out hingegen sind häufiger krank, machen mehr Fehler, sind weniger belastbar und weniger engagiert. Deshalb ist die Prävention so wichtig!

Die Burn-out-Präventionsformel lautet **„TASTET“**:

Truth	Ehrlichkeit
Accountability	Zuverlässigkeit
Support	Unterstützung
Tolerance	Toleranz
Energy	Energie (Qi!)

Wenn alles vorhanden ist, heißt das Ergebnis:

Trust	Vertrauen

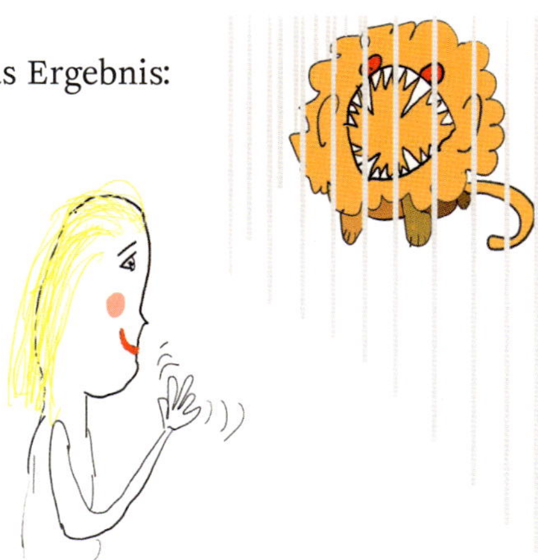

Vertrauen schafft Sicherheit. Sicherheit baut Stress ab. Darum erleben wir Löwen normalerweise im Zoo oder im Fernsehen, denn da sind sie in einem Gehege oder digital am Bildschirm.

Beim Burn-out gilt übrigens **Murphys Gesetz: „Anything that can go wrong will go wrong.“** – „Alles, was schiefgehen kann, wird auch schiefgehen.“ Das heißt, bezogen auf die Beschwerden im Körper ist so ziemlich alles möglich. Wichtig ist zu wissen, dass es dann unter Stress schlimmer wird. Es wird aber besser, wenn Sie sich hinlegen. Es wird besser, wenn Sie Ruhe geben. Es wird besser oder schlechter, wenn Sie Sport machen. Letzteres ist wichtig für die Unterscheidung, ob die **Erschöpfung und Müdigkeit** (natürlich neben der Puls- und Zungendiagnose) auf eine **Leber-Qi-Stagnation**, also auf den Stress, **oder auf einen Qi-Mangel**, also auf die erschöpfte Mitte, **zurückzuführen ist.**

Um aus Burn-out körperlich schneller und besser herauszukommen, empfehle ich Ihnen, **chinesische Kräutermischungen** zu sich zu nehmen. Geht es um die **Stress-Effekte**, also die Leber-Qi-Stagnation, denken Sie an **W22, W23, W24** und **W7**. Geht es um eine tiefe Erschöpfung, die auch bei Bewegung nicht besser wird, im Gegenteil sogar schlechter, mit Kurzatmigkeit, Verdauungsproblemen, Schwellungen am Körper (Ödemen), Depression und tiefer Müdigkeit, die auch durch Schlaf nicht besser wird, geht es zunächst um die **Mitte**. Sind die Magenbeschwerden oder das Gefühl, nicht verdauen zu können, im Vordergrund **und** haben Sie einen **dicken Zungenbelag**, dann denken Sie an **W10** und **W12**. Steht die Erschöpfung im Vordergrund und der Zungenbelag ist normal (weißlich dünn) oder nur leicht erhöht, dann denken Sie an W16.

W16, WEIDINGER-MISCHUNG NUMMER 16, „QI-HEBER DER MITTE“
(modifiziertes Bu Zhong Yi Qi Tang)

HUANG QI	Radix Astragali Membranacei	26,00 %
DANG SHEN	Radix Codonopsitis	20,00 %
BAI ZHU	Rhizoma Atractylodis Macrocephalae	12,00 %
ZHI GAN CAO	Radix Glycyrrhizae Uralensis (grillé au miel)	5,00 %
DANG GUI	Radix Angelicae Sinensis	12,00 %
CHEN PI	Pericarpium Citri Reticulatae	10,00 %
GE GEN	Radix Puerariae	5,00 %
CHAI HU	Radix Bupleuri	10,00 %

Bu Zhong Yi Qi Tang enthält Qi-stärkende Kräuter wie Ginseng, den wir in W16 durch die billigere Glockenwindenwurzel (DANG SHEN) ersetzen, und den Speichelkrautwurzelstock (BAI ZHU), die auch die Säfte regenerieren (und damit den Yin-Mangel behandeln) und Hitze im Magen eliminieren. Zusätzlich die Astragaluswurzel (HUANG QI), der die Erschöpfung des Qi-Mangels und seine Folgeerscheinungen wie die Immunschwäche behandelt, sowie weitere Kräuter, die das Qi bewe-

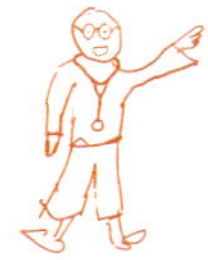

gen, wie die getrocknete Mandarinenschale (CHEN PI) oder die chinesische Hasenohrwurzel (CHAI HU), welche zusätzlich das Qi des Magens wieder in die richtige Position bringt und unser Qi – auch den Geist – hebt. Außerdem enthält die Mischung noch die chinesische Engelwurzwurzel (DANG GUI), welche das Blut aufbaut, damit die Kühlung regeneriert und auch das Blut bewegt, um einer Blut-Stagnation vorzubeugen. Bu Zhong Yi Qi Tang behandelt also den Milz- und Magen-Qi-Mangel und alles, was sonst noch durch den Stress angestellt werden kann: den Yin-Mangel, unsere Substanz, das Blut, unsere fließende Substanz, die uns kühlt und entspannt, die Hitze durch die Leberspannung und die Blut-Stagnation, wenn also die Blockade **materiell** wird, sowie unsere Psyche. **Diese Mischung ist die perfekte Anti-Stress-Mischung bei „Leber attackiert die Mitte", vor allem wenn die Mitte beeinträchtigt ist.**

Haben Sie viel Unverdautes im Körper (neben dem unverdauten Essen auch Ihren unverdauten Stress, die unverdauten Emotionen oder unverdaute Konflikte) und damit einen dicken Zungenbelag, dann beginnen Sie mit **W12** und **seien Sie ganz lieb zu Ihrer Mitte**. Die besten Kräuter bringen Ihnen nichts, wenn Sie diese nicht verdauen können. Zuerst also verdauen lernen! Wenn das halbwegs geht und der Zungenbelag besser wird, steigen Sie entweder auf die **Anti-Stress-Mischungen W22, W23** oder die **blutstärkende Mischung W18** (hier sind zum Beispiel Regelbeschwerden und Fahrigkeit im Vordergrund) oder **W16** (bei tiefer Erschöpfung durch Stress) um. **Tut Ihnen das gut, dann bleiben Sie drei Monate dabei!** Machen Sie danach **drei Wochen Pause** – denn irgendwann ist die Gewöhnung an die Kräuter eingetreten, typischerweise nach drei Monaten –, damit die Kräuter dann wieder wirken können, und nehmen Sie die Mischung dann nochmals **drei Monate**. Der häufigste Fehler mit den Kräutern ist, dass wir zu früh aufhören: „Mir geht's eh schon gut!" Da Sie jetzt auch schon ein bisschen chinesisch denken, wissen Sie, dass das nicht entscheidend ist. Entscheidend sind Puls und Zunge sowie die dauerhafte Veränderung der beiden, sodass diese nicht beim kleinsten Windstoß wieder umfallen (Schilf!), und das braucht Zeit.

So schaffen Sie den Neuanfang! Vielleicht ist alles neu, vielleicht nur eine Kleinigkeit, vielleicht nur die Einstellung oder Ihre geistige Ausrichtung. Wichtig ist, dass die Arbeit den Platz in Ihrem Leben zugewiesen bekommt, der Ihnen gut tut, und dass daneben noch ganz viel Platz für das „wahre Leben" bleibt.

Herz

Schlaf

Shen Anspannung

Lebensfreude

Muskel Erschöpfung

spannung

MÜDE

DER WEG *aus dem* WIND

„Bevor du andere heilen kannst, heile dich selbst.“

„THE FAT MAN” IN „HOUSE OF GOD” VON SAMUEL SHEM

WIND ODER WINDSTILLE?

Unsere westlichen Körper sind überaus kreativ mit Erkrankungen und Beschwerden. Darum orientieren wir uns in der TCM mehr an der Puls- und Zungendiagnose und lassen uns nicht so sehr von den Beschwerden ablenken.

Wie ich nun schon mehrmals ausgeführt habe, ist allen Stresskrankheiten etwas gemeinsam: ein gespannter, (zumeist) schneller Puls und rote Ränder der Zunge. Das ist nur sehr grob beschrieben. Doch es genügt, um Stress zumindest als Mittäter bei einer Erkrankung oder Störung zu identifizieren.

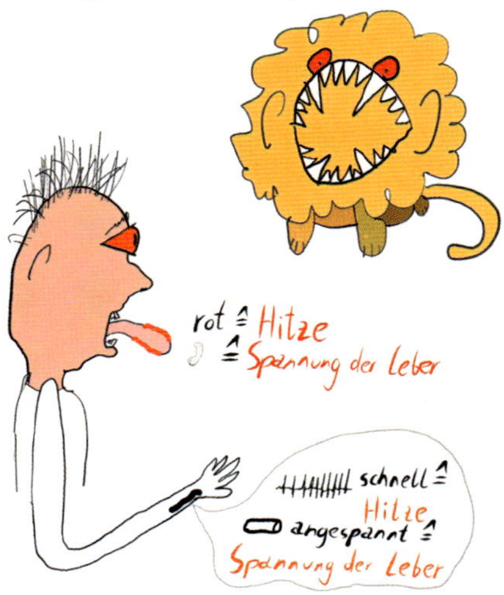

Um zu beurteilen, ob Stress im Spiel ist, sind folgende Fragen wichtig:

Wird es besser, wenn ich aus dem Wind gehe, wenn ich keinen Stress habe?
Und: Werden die Beschwerden besser, wenn ich mich bewege?

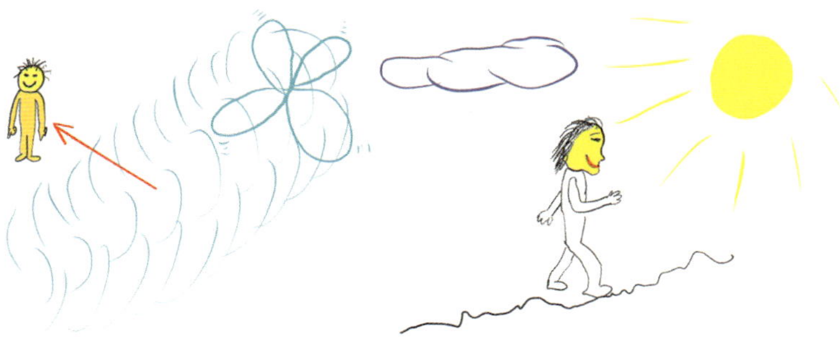

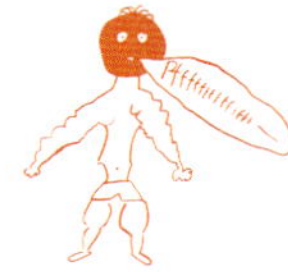

Wenn dem so ist, dann tun Sie Folgendes:

1. **Seien Sie lieb zu Ihrer Mitte!**

2. **Bewegen Sie sich täglich** (mindestens 20 Minuten, und zwar jede Bewegung, die Ihnen Freude bereitet, Laufen, Walken, Schwimmen, Trampolinspringen, was auch immer, aber ohne Leistungsgedanken)!

3. **Machen Sie eine Mittagspause und etwa alle 90 Minuten eine kurze Pause!** Legen Sie sich idealerweise kurz hin, dann rinnt das Blut zur Leber zurück und diese entspannt sich. Oder machen Sie eine kurze Gymnastikübung, um den Körper zu entspannen.

4. **Entschleunigen Sie Ihr Leben!** Lassen Sie sich viel mehr Zeit, lernen Sie zu meditieren oder beginnen Sie mit Yoga, Qigong oder Tai-Chi. Schalten Sie den Fernsehapparat aus und tun Sie einfach nichts, denken Sie in Ruhe über sich und Ihr Leben nach oder denken Sie einfach an etwas Schönes.

5. **Fangen Sie einfach mit Meditation an:** Dafür brauchen Sie nicht viel: eine Yoga- oder Gymnastikmatte, ein Sitzkissen, Ruhe und Zeit. Sitzen, die Augen leicht geöffnet, auf einen Punkt vor sich fixiert, innerlich ruhig werden und nichts erwarten. Sie können auch leise ein Mantra, ein kurzes Gebet oder einfach die Silbe „Om" singen. Stellen Sie sich Worte oder Om auch einfach nur in Gedanken vor, um Ihren Geist zu fokussieren. Nehmen Sie sich dafür täglich Zeit, zum Beispiel 5 bis 10 Minuten morgens vor der Arbeit, nach der Arbeit oder vor dem Schlafengehen. Sitzen und nichts erwarten, das ist Zazen, wie man im Zen sagt.

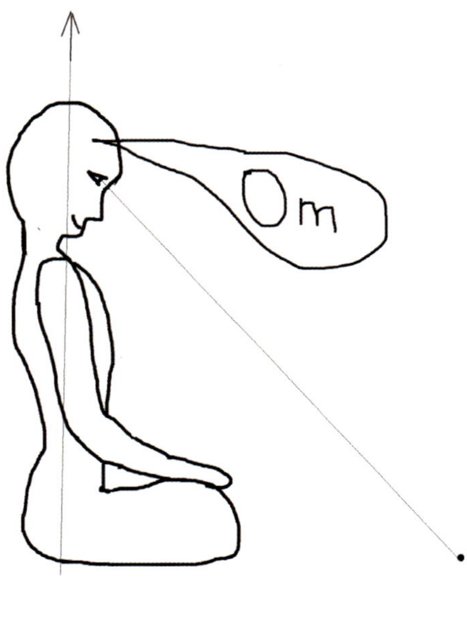

6. **Bauen Sie eine Mauer gegen den Stress**, setzen Sie Ihre Segel mit dem Wind, ziehen Sie sich aus dem Stress zurück – je nach Situation und je nachdem, wo Sie sich im Leben gerade befinden. Überstürzen Sie nichts! Suchen Sie Gespräche mit Vorgesetzten, mit Kolleginnen, mit Freunden und finden Sie gemeinsam einen guten Weg aus dem Stress heraus.

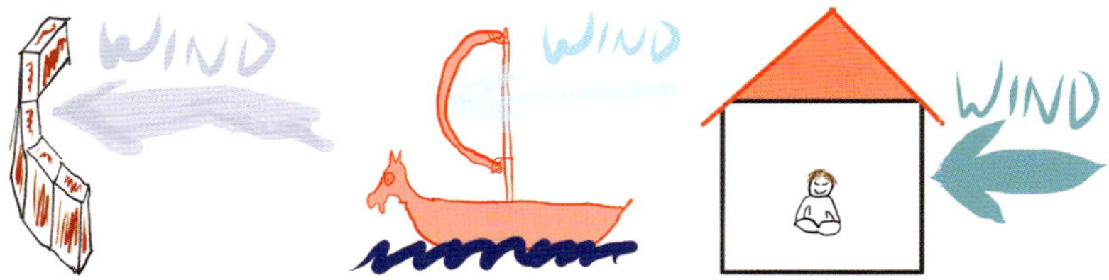

7. **Lachen Sie wieder**, lächeln Sie mehr, machen Sie bewusst täglich Dinge, die Ihnen Freude bereiten und Sie zum Lachen und Lächeln bringen. Lernen Sie Dinge, die Ihnen beruflich nichts bringen, einfach nur, weil es Ihnen Freude macht, ohne Hintergedanken!

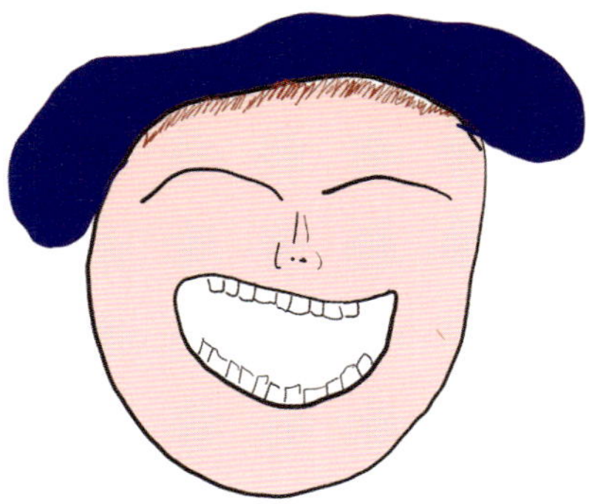

8. **Holen Sie sich Hilfe von Ärzten und vertrauten Menschen, wenn Sie nicht mehr weiterwissen!** Sie sind nicht allein!

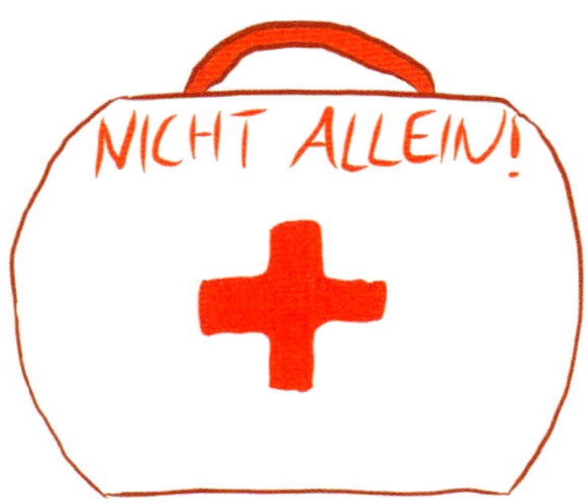

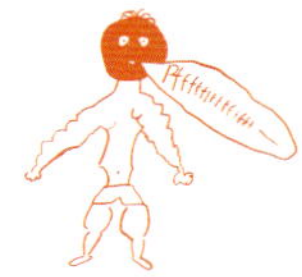

9. **Vergessen Sie nicht, dass Wind nur „viel Luft um nichts" ist!** Woran wollen Sie denken, wenn Sie auf dem Sterbebett liegen? An die Arbeit, an das, was noch unerledigt auf dem Schreibtisch liegt, an die Leistung, die Sie noch steigern sollten? Wäre es nicht wunderschön, am Sterbebett zu lächeln, weil es ein gutes Leben war, mit viel Zeit für wichtige Dinge und wichtige Menschen, ein kleines Leben, ohne viel Wind um die eigene Person zu machen, ohne viele Spuren zu hinterlassen? Wäre es nicht wunderbar, sich selbst nicht so wichtig nehmen zu müssen, über die eigene Wichtigkeit einfach nur lachen zu können und die Leichtigkeit im Herzen zu genießen?

10. **Atmen Sie aus!** Erinnern Sie sich, wie man sich vor dem Löwen, vor dem man steht, aufbäst, um größer und stärker zu wirken: Man stellt die Nackenhaare auf (was bei Tieren meist beeindruckender ist als beim Menschen), spannt alle Muskeln des oberen Rückens fest an (um allenfalls angreifen und den Löwen wegrammen zu können), atmet tief ein, aber kaum noch aus, um den Brustkorb aufzublähen und möglichst viel Sauerstoff und damit Energie für Kampf oder Flucht zur Verfügung zu haben. **Bei Stress vergisst man dann aber leider, die Schultern wieder zu senken und auszuatmen.**

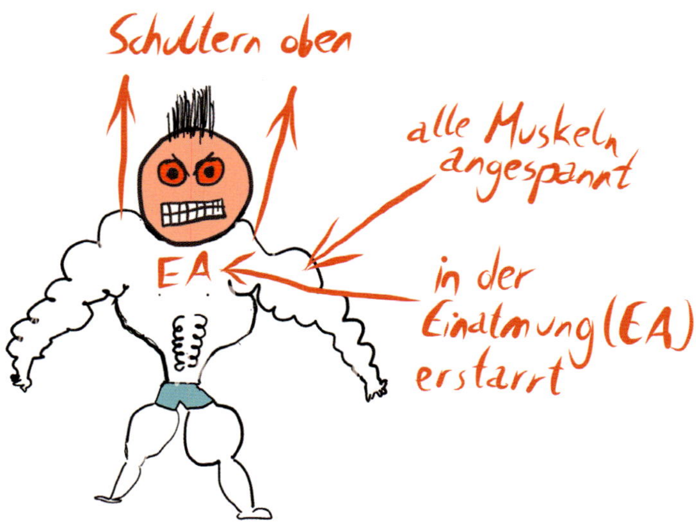

Einatmung bedeutet Aktivierung, Ausatmung bedeutet Entspannung. Sie können den Hun überlisten und seine gesamte Stressreaktion unterbrechen, wenn Sie in Ruhe und lang ausatmen.

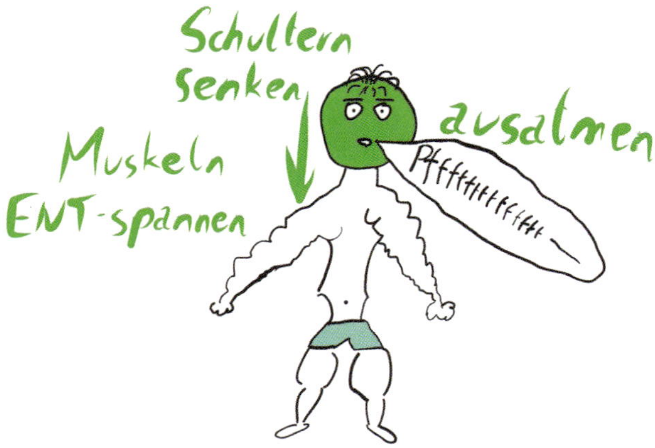

Am Ende der Ausatmung können Sie dann noch sanft den Atem anhalten, nur so lange, wie Sie danach ohne Atemhunger, also ohne Stress und Hektik, einatmen können. Probieren Sie es! Wenn Sie in einer hektischen Situation stecken, atmen Sie lang aus und machen Sie eine Atempause. **Damit haben Sie immer ein Werkzeug gegen Stress bei sich, ohne dass es irgendjemand merkt.** Gleichzeitig sollten Sie daran denken, Ihre Schultern fallenzulassen, so als ob Sie schwere Gewichte in den Händen hätten. So kommen Sie wieder „herunter". Die Stressreaktion findet **immer** nur beim Einatmen statt. Sie können das Ausatmen auch mit einer Körperbewegung unterstützen, wie man das auch im Yoga macht: Beugen Sie sich hierzu im Stehen vor und atmen Sie dabei aus. Oder beugen Sie sich im Sitzen vor, ziehen Sie die Knie an und atmen Sie aus. Im Stehen oder im Sitzen können Sie auch einfach nur den Kopf senken und dazu ausatmen. Viele Atemprobleme wie bei einer Panikattacke oder durch schwere Verspannungen im Rücken bis hin zum Asthma bronchiale sind bei uns oft nie beendete Stressreaktionen – als ob wir vergessen auszuatmen.

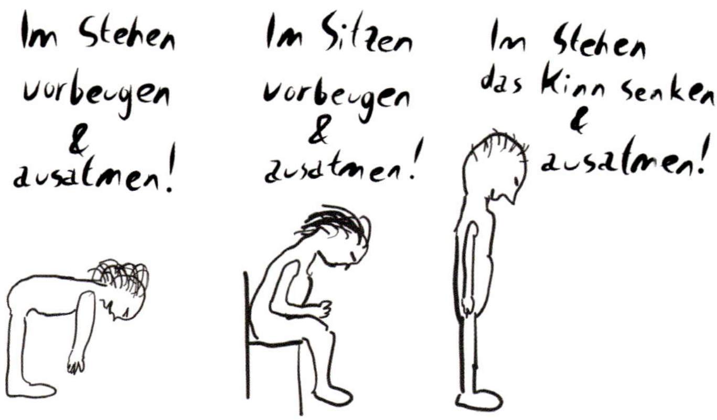
Im Stehen vorbeugen & ausatmen!
Im Sitzen vorbeugen & ausatmen!
Im Stehen das Kinn senken & ausatmen!

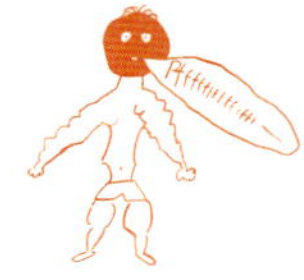

11. Wenn Sie sehr verspannt sind, dehnen Sie sich täglich!

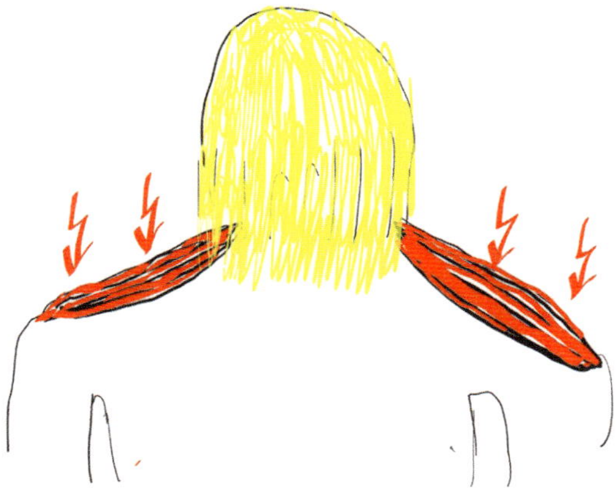

Den Muskeltonus macht ja die Leber und dieser ist bei Stress sicherlich erhöht.

Sie können jede Muskelgruppe und jeden Muskel so dehnen, dass Sie während der Dehnung bewusst in den Schmerz hineinatmen. Falls Ihnen dafür die Ideen ausgehen, machen Sie eine Physiotherapie, Yoga, Pilates, Qigong oder Ähnliches, aber am besten zumindest anfangs mit einem Lehrer oder einer Lehrerin, der oder die Ihnen die Übungen richtig vorzeigt und Sie beim Üben korrigiert, damit Sie sich nichts Falsches angewöhnen!

Kräftigen und bewegen Sie auch die Muskeln. **DKB**, also Dehnen, Kräftigen, Bewegen, nennt sich dieses Programm. Dann werden sich Ihre Muskeln entspannen und Sie müssen sich deswegen nicht mehr regelmäßig massieren lassen. Massagen sind zwar herrlich, aber Sie können sie viel besser ohne Schmerzen genießen.

12. Achten Sie auf Ihre Augen! Die Leber öffnet sich über die Augen. Genau diese überlasten wir aber gern den ganzen Tag, indem wir auf einen Bildschirm starren. Schließen Sie untertags immer wieder die Augen. Das allein entspannt schon die Leber (und Ihre Augen).

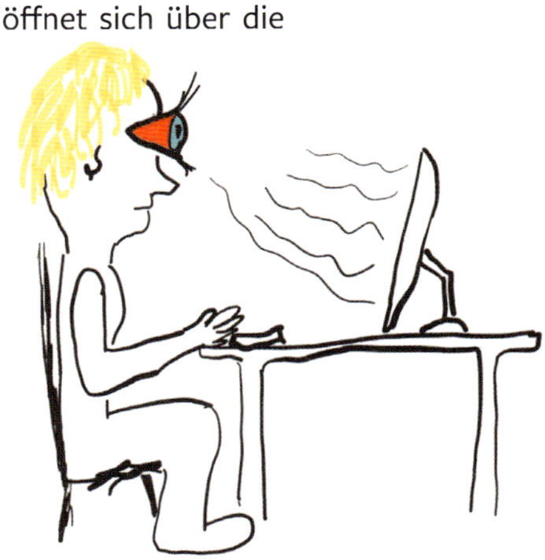

Blicken Sie zwischenzeitlich immer wieder in die Ferne, um die Augenmuskeln zu entspannen. Massieren Sie sich den Bereich um Ihre Augen und Schläfen, lächeln Sie dabei am besten und atmen Sie immer wieder tief aus!

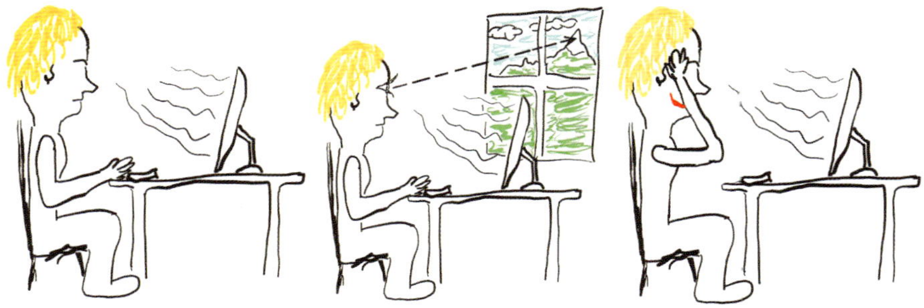

Sie können sich auch einen **Chrysanthemenblüten-Tee** besorgen. Wenn Sie ihn trinken, entspannt er allgemein, wenn Sie ihn sich in die Augen träufeln, kühlt er wunderbar und entfernt Entzündungen. Auch die Blüten selbst können Sie sich – nachdem Sie diese gekocht haben – auf die Augen legen und so eine Entspannung der ganzen Region bewirken. Nehmen Sie einen gehäuften Teelöffel Blüten auf etwa eine Tasse Wasser und lassen Sie den Tee 3 bis 4 Minuten ziehen; nicht länger, weil sich sonst all die ätherischen Öle verflüchtigen, die in den Blüten enthalten sind und eine entspannende und entzündungshemmende Wirkung haben.

13. **Gehen Sie dorthin, wo es still ist!** Wenn wir den ganzen Tag Lärm ausgesetzt sind, stresst das ungemein. Vor allem wenn man in einer großen Stadt lebt, ist Stille Mangelware und selbst in der Nacht ist es dann oft noch laut.

    Suchen Sie stille Orte auf, verweilen Sie in Stille und „kommen Sie herunter“. Wenn Sie gar keinen stillen Platz finden, **nehmen Sie Ohrstöpsel**. Dann schaffen Sie sich die Stille überall.

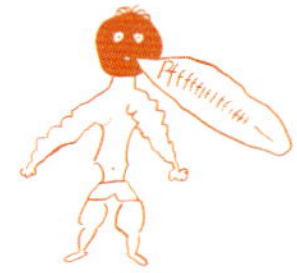

14. Gehen Sie in die Natur, in den Wald! Der Wald, die Geräusche des Waldes und die gute Luft sind Stressabbau pur.

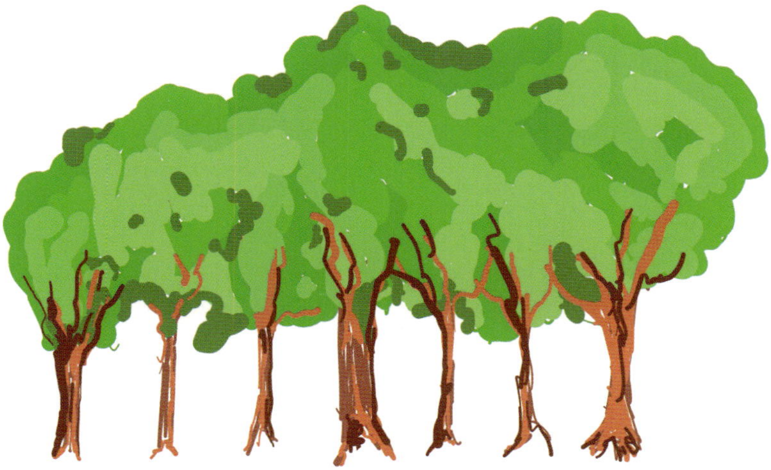

Mittlerweile haben viele Studien ergeben, dass der Wald nachweislich alle körperlichen Stressreaktionen vermindert. Es gibt auch schon **Waldtherapeuten**, die die Heilkraft des Waldes nutzen, um Menschen zu entstressen. Aber eigentlich ist es nicht notwendig, viel darüber zu wissen oder dafür besondere Fertigkeiten zu haben. Wichtig ist nur, sich Zeit zu nehmen, um zu einem Wald zu gelangen und dafür, in diesem zu verweilen. Wenn Sie ein sehr stressiges Leben führen und vielleicht auch noch in der Großstadt leben, könnte es eine sehr vernünftige Überlegung sein, aus dieser hinaus und an den Waldesrand zu ziehen. Selbst wenn Sie dafür pendeln müssten, könnten Sie die Zeit im Zug oder Bus täglich für Ihre kleinen Meditationen und Atemübungen nutzen, einfach etwas Entspannendes lesen oder einfach der Welt zusehen, wie sie vor dem Fenster an Ihnen vorbeizieht – Meditation pur!

15. Suchen Sie die Nähe zu Tieren und lernen Sie von ihnen! Tiere vermeiden Stress, wo es nur geht. Jedes Tier wird instinktiv aus dem Wind gehen, weil es spürt, dass ihm der Wind nicht guttut. Wenn zum Beispiel ein Pferd einmal Stress hat und vor einer Gefahr davonläuft, dann wird es sich danach doppelt und dreifach entspannen und die Ruhe suchen. Der Umgang mit Tieren erdet und Sie können so viel von ihnen lernen. Egal, ob es sich um einen Hund handelt, um eine Katze, ein Pferd, eine Kuh, ein Schaf, eine Ziege, einen Esel, ein Huhn oder ein Lama, die Zeit mit diesem Tier ist zumeist Stressabbau pur. Sehen Sie einmal einer Kuh 10 Minuten lang in die Augen, beobachten Sie Pferde auf einer Koppel, sehen Sie Schafen beim Grasen zu, kraulen Sie Ihre Katze oder streicheln Sie Ihren Hund, alles jeweils 10 Minuten lang. Ich bin mir sicher, danach sind Sie viel entspannter. Außerdem bekommen Sie dadurch **einen Freund**, der keinen Stress macht, dem es egal ist, wie Sie aussehen und was Sie anhaben, der nur die Aufmerksamkeit, die Sie ihm schenken, honoriert und tausendfach retourniert.

Ich kombiniere diesen und den vorherigen Punkt mit unseren Hunden. Mittlerweile haben wir ein ganzes Rudel zu Hause, welches ich für den Schlitten trainiere. Dazu bin ich mit ihnen täglich mindestens ein bis zwei Stunden im Wald oder auf Feldwegen unterwegs. Die Hunde sind selig und ich bekomme einen hundertprozentigen Ausgleich zu meinem Alltag.

16. **Je mehr Stress Sie haben, desto mehr Ausgleich brauchen Sie!** Denken Sie an eine Bruchrechnung (die ich gerade mit unserer Jüngsten im Homeschooling übe): Je höher der Zähler (der Stress), desto höher muss der Nenner (der Ausgleich) sein, damit gesamt „1“ herauskommt. Unterm Strich und am Ende des Tages sollte kein Stress mehr in Ihrem Körper stecken und keine Stresshormone sollten mehr Ihren Schlaf stören und die Regeneration in der Nacht blockieren.

17. **Je weniger Zeit Sie haben, desto mehr Zeit brauchen Sie!** Das klingt auf den ersten Blick wie ein Widerspruch. Trotzdem ist es eine Tatsache: Je weniger freie Zeit Sie haben, weil Sie so viel arbeiten, desto mehr freie Zeit brauchen Sie, um zu regenerieren. Wenn Sie diese Rechnung nämlich nicht beachten, bleibt am Ende des Tages Stress im Körper und die Nacht wird nicht reichen, um diesen zu regenerieren. Wenn Sie das lang genug so machen, schlittern Sie ins Burn-out. Darum müssen Sie dann die Zeit in der Arbeit verkürzen, um mehr Zeit für die Regeneration zu haben. Das ist eine ganz einfache Rechnung.

18. **Einfache Dinge sind einfach, aber täglich.** Wenn Sie jeden Tag Stress haben, brauchen Sie auch jeden Tag Regeneration. Warum sollte dann zum Beispiel zweimal laufen pro Woche reichen? Sie putzen Ihre Zähne ja auch täglich, weil Sie täglich essen. Wenn Sie täglich 20 Minuten laufen, hat das einen hundertmal positiveren Effekt auf Ihren Körper als einmal die

Woche sechs Stunden zu laufen. Damit stressen Sie Ihren Körper eher. Sie putzen ja auch nicht nur einmal die Woche Ihre Zähne, dafür gleich mehrere Stunden lang. Damit würden Sie nur den Zahnschmelz ruinieren.

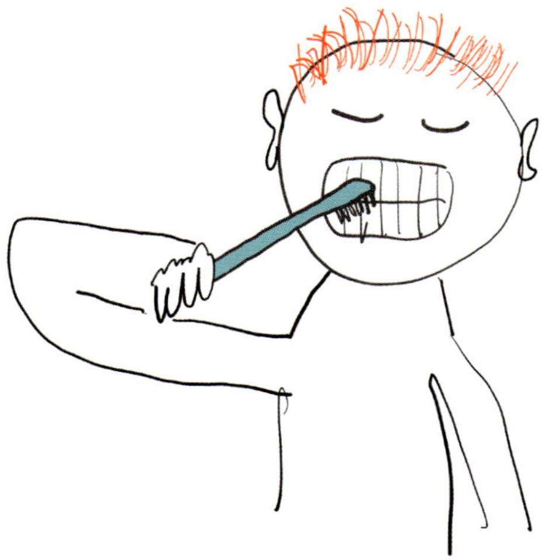

Das Gleiche gilt natürlich auch für das „Lieb-sein-zur-Mitte“, also Ihre tägliche Ernährung und generell für alles, was Ihnen im Leben wichtig ist, wie Yoga, Meditation, guter Schlaf, Nähe in der Beziehung, glücklich zu sein und einen Sinn im Leben zu haben.

19. **Nutzen Sie das Potenzial Ihrer Leber und Ihres Hun!** Denken Sie daran, was man alles mit dieser vielen Energie machen könnte, die Sie im Alltag teilweise als **Wut** und **Aggression** erleben. Nehmen Sie diese Kraft und bündeln Sie sie für etwas Kreatives, Neues oder um wirkliche Veränderungen in unserer Gesellschaft zu bewirken! Malen Sie, töpfern Sie, machen Sie Musik, schreiben Sie Geschichten, seien Sie kreativ in Ihrem Alltag, treten Sie zum Beispiel der Gewerkschaft bei, um wirkliche Veränderungen in Ihrem Betrieb zu bewirken, werden Sie politisch aktiv, weil Sie nicht mehr zusehen wollen, was die anderen machen, sondern selbst unsere Gesellschaft mitgestalten wollen. Leben Sie Ihre Ideale und Wertvorstellungen, auch wenn es ein steiniger Weg ist.

Dazu möchte ich Ihnen eine Geschichte aus der **Bhagavad Gita**, einem alten indischen Weisheitstext (ca. 1000 vor Christus) erzählen. Arjuna, einem Prinzen, und seinem Volk wurde großes Unrecht zuteil: Menschen wurden ermordet, die Familie wurde vertrieben. Nun ist es an Arjuna, gegen dieses Unrecht, das ihm von der eigenen Familie zugefügt worden ist, in den Krieg zu ziehen. Am Abend vor der großen Schlacht sitzt Arjuna mit seinem Freund Krishna zusammen. „Was soll ich nur tun, lieber Freund?", klagt Arjuna. „Soll ich wirklich gegen meine Cousins, meine Onkel und Brüder in die Schlacht ziehen? Ich will doch eigentlich gar nicht kämpfen!" Krishna wird während des Gesprächs von Arjuna als Gott über Leben und Tod erkannt. Und Krishna spricht: „Dir und deinem Volk ist großes Unrecht geschehen. Um dein Recht wiederzuerlangen und um für Gerechtigkeit einzutreten, musst du kämpfen. Aber erwarte nicht zu siegen!"

Wenn uns also Unrecht widerfährt, wir schlecht behandelt werden oder der Stress, der uns in der Arbeit auferlegt wird, einfach zu viel ist, müssen wir handeln. Egal was dabei herauskommt, bei dem Gespräch mit der Chefin, mit den Arbeitskollegen, der Partnerin oder einem Familienmitglied, sind wir es unserer Leber und unserem Hun schuldig, das Gespräch und die Konfrontation zu suchen. Sonst schlucken wir hinunter und die Aggression richtet sich gegen uns selbst. „Tu das Richtige, aber erwarte dir nichts!" So erreichen wir wieder den glatten Fluss aller Dinge, um den sich ja die Leber in unserem Körper kümmert.

GEHEN SIE NEUE WEGE – JETZT!

Vielleicht schaffen Sie es, so wie der vietnamesische buddhistische Mönch Thich Nhat Hanh nach seiner Pilgerreise auf den Berg – wie anfangs in diesem Buch erwähnt – **fortan langsam zu gehen.** Unser Leben ist doch wahrlich schnell genug.

EIN ZEN-SPRUCH BESAGT:

„Keine Schneeflocke fällt jemals auf den falschen Platz."

Alles hat einen Sinn. Körperliche und seelische Beschwerden haben einen Sinn. Selbst eine Erkrankung hat einen Sinn. Der Körper hilft Ihnen, Ihren Weg zu finden. Sehen Sie die Möglichkeiten, die sich neu ergeben, sehen Sie die Chance, jetzt etwas in Ihrem Leben zu verändern.

DAZU EIN SPRUCH VON KONFUZIUS:

**„Wer neu anfangen will, soll es sofort tun,
denn eine überwundene Schwierigkeit vermeidet hundert neue."**

Worauf wollen Sie warten? Auf den nächsten Crash, das nächste Zeichen, die nächste Erkrankung? Vielleicht geht es dann nicht mehr so gut aus. „Jetzt!", das ist die Antwort, denn Hindernisse, die man vor sich herschiebt, werden mit der Zeit immer größer.

DAZU EIN WEITERER ZEN-SPRUCH:

„Auf das Glück warten ist dasselbe wie auf den Tod warten."

Handeln Sie! Nehmen Sie Ihr Schicksal selbst in die Hand! Das Glück kommt nicht von selbst, Sie müssen ihm schon entgegengehen. Dann vertrauen Sie und lassen Sie die Erwartung los.

**„Sorge Dich nicht um die Ernte, sondern um
die richtige Bestellung deiner Felder."**

KONFUZIUS

Vertrauen Sie auf Ihren Körper und Ihren Geist. Es ist Arbeit, aber der Weg ist klar vorgegeben: **Sei lieb zur Mitte, entspanne die Leber und vertreibe den Wind, und das täglich!** Der Weg ist gut eingetreten, Sie müssen ihn nur noch einschlagen. Gehen müssen Sie ihn selbst.

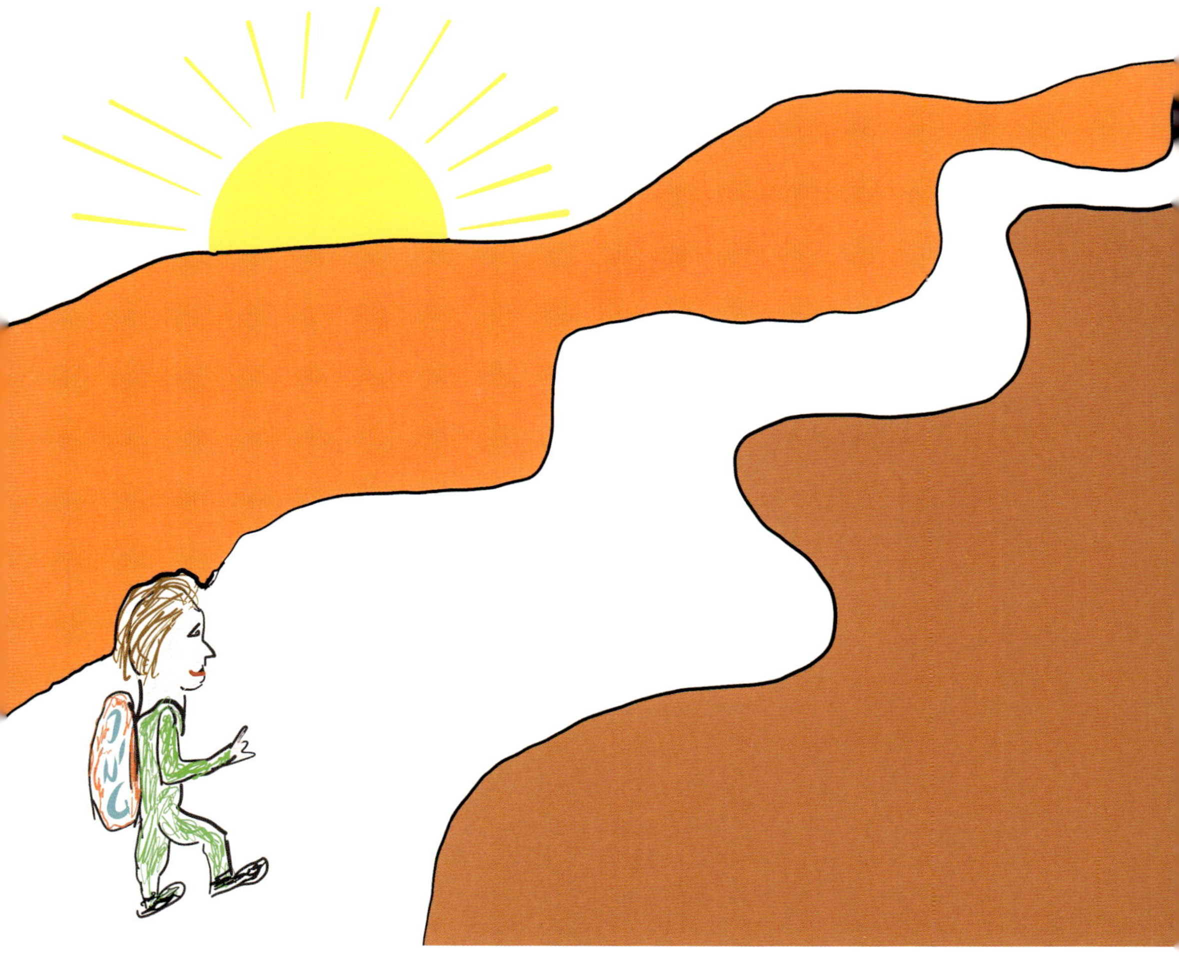

Ich wünsche Ihnen alles Gute, viele neue Erkenntnisse und wunderbare Begegnungen auf Ihrem neuen Weg.

Ihr

Georg Weidinger

In Georg Weidingers TCM-Reihe ebenfalls erschienen:

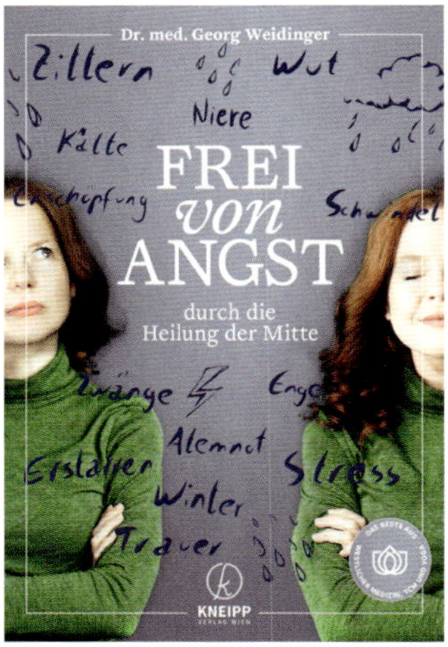

€ 23,-

176 Seiten

ISBN 978-3-7088-0808-6

Liebe Leserin, lieber Leser,

hat Ihnen dieses Buch gefallen? Dann freuen wir uns über Ihre Weiterempfehlung! Erzählen Sie in Ihrem Freundeskreis oder bewerten Sie das Buch online.

Möchten Sie weitere Informationen zum Thema oder mit dem Autor in Kontakt treten? Wir freuen uns auf Austausch und Anregung unter

leserstimme@styriabooks.at

in der Verlagsgruppe Styria GmbH & Co KG

Wien – Graz

ISBN 978-3-7088-0797-3

Bücher aus der Verlagsgruppe Styria gibt es in jeder Buchhandlung und im Online-Shop

www.styriabooks.at

Covergestaltung: Bureau A/O

Layout: Anna Haerdtl, Bureau A/O

Coverfoto: Adobe Stock/deagreez

Autorenfoto: Deagreez

Illustrationen: Georg Weidinger

Lektorat: Gernot Koller, Inge Fasan

Projektleitung: Jasmin Parapatits

Druck und Bindung: Finidr

Printed in the EU

7 6 5 4 3 2 1

Im Sinne einer besseren Lesbarkeit der Texte wurde entweder die männliche oder weibliche Form von personenbezogenen Hauptwörtern gewählt. Dies impliziert keinesfalls eine Benachteiligung des jeweils anderen Geschlechts.